向世界最好的医院

的医院

学创新

Think Big
Start Small
Move Fast

A Blueprint for Transformation from the Mayo
Clinic Center for Innovation

尼古拉斯·拉鲁索 (Nicholas LaRusso)
[美]　芭芭拉·斯珀里尔 (Barbara Spurrier)　著
吉安里克·法鲁吉雅 (Gianrico Farrugia)

[美] 张秋洋　[中] 孙刚　[中] 李洪秀　译

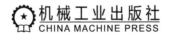
机械工业出版社
CHINA MACHINE PRESS

图书在版编目（CIP）数据

向世界最好的医院学创新／（美）拉鲁索（LaRusso, N.），（美）斯珀里尔（Spurrier, B.），（美）法鲁吉雅（Farrugia, G.）著；（美）张秋洋，孙刚，李洪秀译．—北京：机械工业出版社，2016.1（2024.4 重印）

书名原文：Think Big, Start Small, Move Fast: A Blueprint for Transformation from the Mayo Clinic Center for Innovation

ISBN 978-7-111-53659-8

I. 向… II. ①拉… ②斯… ③法… ④张… ⑤孙… ⑥李… III. 医院－管理 IV. R197.32

中国版本图书馆 CIP 数据核字（2016）第 083526 号

北京市版权局著作权合同登记 图字：01-2015-7443 号。

向世界最好的医院学创新

出版发行：机械工业出版社（北京市西城区百万庄大街 22 号 邮政编码：100037）

责任编辑：卜龙祥　　　　　　　　　　　　　责任校对：殷　虹

印　　刷：三河市宏达印刷有限公司　　　　　版　　次：2024 年 4 月第 1 版第 8 次印刷

开　　本：170mm×242mm　1/16　　　　　　印　　张：15.75

书　　号：ISBN 978-7-111-53659-8　　　　　定　　价：79.00 元

客服电话：（010）88361066　68326294

目录 CONTENTS

推荐序一

推荐序二

推荐序三

译者序

引言

第一部分 患者的需求排在首位

第1章 一个文明的体验   003

  照顾，始于当你到达门口的时候   005

  梅奥诊所：快照   007

  梅奥诊所：历史和传统   009

  熟能生巧：综合的实践在一起   012

  早期的创新和现代医学实践的诞生   013

  150 年的品牌：成长为今天的梅奥诊所   015

  梅奥诊所的精髓   018

  今天的梅奥体验   019

  深层价值的价值   020

  进入 21 世纪   021

  找到你组织的创新精神   022

  创新的梅奥诊所的方式：开发你自己的服务模型   023

第2章 愿意改变：医疗保健中势在必行的转型与创新   025

  巨大的毛团：以医疗保健行业的挑战   028

  对组织层面上的挑战，梅奥诊所也必须要参与竞争   034

扫清路障迎接大变革 037

抵抗的模式：为什么大型、复杂的组织不能创新 038

梅奥诊所的创新方式：复杂组织中的变革性创新 042

第3章 建立一个新的创新生态系统：梅奥诊所创新中心 046

迎接挑战 047

CFI 的发展简史 049

创新中心：哲学理念与行事准则 055

创新中心的工作方式：大处着想，小处着手，迅速行动 057

创新的方式：为成功而构架 058

梅奥诊所创新中心之路：成功的愿景 063

梅奥诊所创新中心之路：为取胜而备的空间 066

梅奥诊所创新中心之路：为了取得成功的职员 070

梅奥诊所创新中心之路：建立伙伴关系、网络和外展 072

梅奥诊所创新中心之路：融合创新的方法 074

梅奥诊所创新之路：创建一个创新的氛围 076

第二部分 大处着想，小处着手，迅速行动

第4章 融合科学严谨思考的设计：融合性创新模式 081

从头开始 082

形成了融合创新模式 083

什么是融合性创新模式 086

什么是设计思维 088

暂停并举例说明 090

要能更深刻地理解客户 094

潜伏性思维的能量 098

不要外包这个 100

请提供证据：这是科学的方法 104

继续保持前进：项目管理 105

交易的工具 110

梅奥诊所的创新之路：融合性创新模式 111

第 5 章　从融合到渗透：沟通交流和知识的管理　114

　　什么是"沟通和知识的管理"　116

　　瓶子中放出来的信息：梅奥诊所创新中心的战略和战术　116

　　关注信息　119

　　梅奥诊所创新中心：创新的印记　120

　　发布途径：传统方式和社交媒体　121

　　印刷媒体　122

　　简讯　123

　　协作简讯　123

　　演讲的资料　126

　　海报　127

　　网络上的梅奥诊所创新中心　127

　　公共事务　131

　　知道我们所知道的：知识管理　132

第 6 章　加速融合：创新加速器平台　136

　　针对孵化创新的 CoDE　137

　　变革论坛：每年最大的行业会话　143

　　一系列不设预期的对话：不同思想的系列演讲人　148

　　我发现了它：艾瑞卡想法管理工具　149

　　放更多工具在工具箱里：梅奥诊所创新中心创新工具包　150

　　通过认证：创新催化剂认证　151

　　超越我们的边界：梅奥诊所创新中心的咨询服务　151

　　扩大创新社区：新建创新加速器组件　152

　　梅奥诊所创新之路：踏上创新加速器　155

第 7 章　在变革中的领导力：梅奥诊所创新中心 2.0 的故事　157

　　如果它没有坏，需要我们修理它吗　158

　　实践梅奥诊所创新中心 2.0　166

　　由设计而改变：与我们外部顾问委员会的即兴演奏会　168

　　梅奥诊所创新中心 2.0：它需要像个村落　172

　　梅奥诊所的创新之路：改变领导模式　176

第三部分 梅奥创新模式在行动

第 8 章 方方面面，无处不在：CFI 项目的一个展示 179

我们项目的飞行计划 180

"火星"游记 181

实践的系统化与微型咨询的灵活性 188

电子咨询无处不在 194

今日的护理：优化治疗团队 199

洞察力，它必须是正确的 202

梅奥诊所患者应用软件 206

第 9 章 梅奥诊所的创新之路：创新之旅不是一个处方可以解决的 209

打造一个独特的、嵌入式的团队；创建独一无二的身份 210

寻求多样性 211

采取整合的、整体论的方法 212

拥挤清晰的愿景 213

沟通，沟通，再沟通 214

加速，加速，再加速 215

合作，合作，再合作 216

小处着手并迭代 217

知道并引航你的企业 217

在你成功之前不要停止 219

致谢 220

附录 A CFI 在整个梅奥诊所的合作伙伴[⊖]

附录 B 创新中心 2014 年项目清单[⊖]

⊖⊖ 请前往 www.cmpreading.com 下载。

梅奥诊所作为世界上最好的医院当之无愧。它的管理经验和效果，从事医院管理的地球人都知道，它所服务过的病人也知道。它的成功经验，在中国医院管理界可谓家喻户晓。为什么它有如此巨大的影响力，可以150年经久不衰，永葆医院经营管理常青藤？未来，是否还能持续快速发展？它的发展动力是什么？由尼古拉斯·拉鲁索等著述，后由张秋洋等翻译的《向世界最好的医院学创新》一书解答了这一系列问题，其答案恰恰是：创新是引领梅奥诊所持续发展的动力。

木秀于林风必摧之。梅奥诊所获得世界最好的医院赞誉，有很多过人之处。"病人至上、团队精神、品牌意识"等对医院管理领域贡献颇大。梅奥诊所作为医院管理界人士学习的榜样，自然成了业界比学赶帮超的目标。这些是对梅奥诊所发展的内部动力和外部压力。怎么办？发展问题解决了，持续性发展就是新问题，是否能够永远独领风骚？

梅奥诊所的管理者为了担当"世界上最好"的角色，可谓高处不胜寒！没有办法，只能殚精竭虑，用尽浑身解数，进行医疗卫生行业服务与管理的颠覆性创新。

他们把医院管理创新当成系统工程精心设计、实施。医院专门成立创新管理团队，并从4人发展到60人规模，成员包括各方面人员，特别"泪奔"的是引进了服务设计师、平台经理、项目经理等管理角色。这些人体验和观察医院的视角，提出的解决方案以及追求的管理效果，对我们还是很新颖和很有启发的。他们别出心裁地进行了"火星计划"，设想假如病人在类似火星的全新环境中就诊，病人如何找到医生，医生如何找到病人，以及突发医疗救助时，怎样保证"健康和医疗保健无处不在"。他们对医院这个"巨大毛团"，从组织架构、工作流程、医疗技术、医疗费用、病人就医体验、就医环境等方面深入分析。通过 CoDE（连接、设计、启用）、SPARC（观察、设计、行动、革新和交流）等方法，进行医院组织架构和就诊流程等方面的变革；把每一项受病人欢迎的改进，及时用于医院管理和服务之中。为了使就医便捷、高效，他们对医疗助理工作提出了明确要求，还在门诊探索运用多学科协作会诊等模式，不仅提高了诊治水平，还减少了复杂病人在门诊转诊的困难，以及因当日时间不够用而需要次日再到医院就诊的困难，此举赢得良好口碑，深受病人欢迎。

对于医疗费用控制，梅奥诊所积极探索医疗保健融合，实现按病种、人头和预付费用控制，积极发挥私人医生在医疗控费与服务方面的作用，探索不同医疗机构检查、检验结果互认；还积极探索应用互联网手段实现远程医疗、就诊咨询等，实现线上线下诊疗相结合，避免造成病人不必要的到医院现场咨询、诊疗和差旅费发生。这些经验对中国医疗卫生改革具有借鉴意义。

本书以叙述方式讲述了梅奥诊所三方面的内容，读者将可以在潜移默化中领悟到：①梅奥诊所以病人为中心的理念起源于实践，是几代人积累的结果，人文关怀已经成了整个诊疗过程的自觉行为，同时它也是梅奥诊所的核心竞争力；②在做事风格上强调效率、效果，注重大处着想、小处着手、迅速行动；③梅奥诊所创新模式贯穿于医院发展的整个历程。一切创新都是围绕"更好地服务病人，更好地进行临床实践，更好地寻求技术革新"。梅奥诊所借助自身高效的组织架构、运行体系、互联网和以病人为中心的人文关怀理念，基本实现了"健康和医疗保健无处不在"的目标。

梅奥诊所创新的理念及效果，对中国医院管理与经营具有非常好的学习和参考价值，值得医院管理者和医务人员学习借鉴，也适合于其他行业管理人员学习。

王景明

中国卫生集团医院总院长

2016 年 3 月 30 日于北京

推荐序二　Foreword II

　　阅读本书的过程，令我兴奋和激动不已。合上书卷，对于梅奥诊所的敬仰和内心的感动久久不能平静。我不想掩饰发自内心的溢美之词，这是我读过的有关创新的译本里殿堂级、史诗般的经典著作！我迫不及待地想把本书推荐给那些在医院一线服务患者的同事们，推荐给那些渴望给自己的组织带来变化的中国医院的同仁们。所有从事医疗业、健康业、服务业的领导者、管理者、经理人一定会从本书中找到共鸣和启迪。

　　通过本书，拥有近6万名医护人员、年营业收入超过90亿美元、作为世界上最大的综合性医疗组织之一的梅奥诊所，其毋容置疑的领先地位和持续追求卓越的精神再一次被印证。我起初赞叹于作者和译者文笔的优美、逻辑的缜密、案例的鲜活、理念的深邃，而越读到后来，越领悟出首先是梅奥诊所在价值观引领下的伟大实践，跨越百年的创新历程造就了本书的精彩。

　　梅奥诊所获得巨大成功和丰硕成果的金钥匙是真真正正始终将患者的需求排在首位的核心价值观——为患者看病是最重要的。医生的工资与患者数量或者诊疗收费没有关系。正是心无旁骛、专注于通过创新来优化患者的就诊体验，激励和驱动每一个梅奥人"愿意改变"。梅奥诊所的创新始于客户，也就是患者体验，没有任何其他答案。聚焦患者、团队、服务、诚信、精益求精，以市场变化为导向，这就是梅奥诊所的精髓。

　　梅奥诊所创新的另一个驱动力来源于居安思危和竞争进取的精神。尽管获得世界上医疗机构"同类最佳"的桂冠，拥有"医学意见最高法院"的殊荣，梅奥人深知"以维持现状为经营原则将是向死亡行军""如果外面的变化速度超过了内部的变化速度，组织就要结束"的法则，梅奥的领导者愿意以创新来响应不断变化的社会需求，唯一不变的就是改变。

梅奥创新中心"大处着想、小处着手、迅速行动"的工作方式，建立了一个新的创新生态系统。他们"受激励于过去，为未来而创新"。由14名服务设计师、5名创新协调专员等人组成的60人的内部创新团队和外部顾问委员会以及融合性创新模式等，都是推动梅奥诊所持续获得创新成功的组织保障。

被誉为"现代管理之父"的德鲁克先生曾诠释，创新不仅仅是发明创造或者技术革新，其最本质的特征是创造新的客户满意度、新的客户满足感，或者新的客户认知价值。梅奥诊所的创新无时无刻不在思考"客户的体验"，哪怕是开发一把减轻儿童抽血恐惧的采血椅，他们也把患者体验、客户需求放在了第一改进的位置，创意和变革就这样自然而然地发生。

期待着本书给中国医疗业、健康业以及服务业的人们带来创新的正能量。一个人、一个部门、一个机构、一个行业，寻找和发现改善客户需求的机会容易，而唯有行动才能产生影响和成果。

王永治

爱玛客服务产业（中国）有限公司 副总裁

北京彼得·德鲁克管理学院 荣誉顾问

2016年4月10日

推荐序三　Foreword III

人类繁衍，岁月流逝，是无以数计的创新让社会得以迭代。所有让历史记住的进步，应该悉数归功于创新。

创新，可以是从无到有的创造，比如远古时期燧人氏钻木取火、人类发明语言；创新，可以是对传承的改善，比如电动汽车为环保诞生、突显智能技术而发明无人驾驶汽车；创新，可以是对某类传统的颠覆，比如过去电灯的发明、当代互联网电商的出现；创新，也可以是润物细无声的微小努力，比如出现在韩国医院里小患者输液袋上的卡通图案、美国梅奥诊所的儿童专用采血椅。

既然得益于创新给人类带来的惊喜和收益，我们也希望系统归纳以知晓创新都来源于哪里，以及挖掘为什么会有创新，如何能找到创新密码，以至于可以更快、更多、更令人着迷地持续创新。在创新理论的起源以及演绎方面，有众多国内外大师级人物如约瑟夫·熊彼特先生、彼得·德鲁克先生等留下经典论著。比如，彼得·德鲁克先生就归纳了创新的七个来源：意外事件（如苹果砸到牛顿头上）、不协调的事件（如国内外的医改挑战）、程序需要（如红绿灯的发明）、产业与市场结构（如店铺发展成连锁店）、人口统计数据（如中国二胎政策放开对妇产科的影响）、认知的变化（如转基因食品争议对发展有机食品的促进）与新知识（如人类基因组测序完成）。这些理论始终影响和指导着全球的创新者对创新实践的孜孜以求，创新已经成为整个社会、经济以及组织的主要任务，而不是某种口号或精神追求。

在医疗领域，针对共同挑战的创新越来越成为全球化的一致需求。医疗费用的持续上升，人类对医疗的需求没有上限，医疗技术的飞跃发展，老龄化时代的到来，日益严重的慢性病侵袭，没有哪个国家敢说自己没有医疗改革的苦恼和挑战。犹如一个硬币的正反面，任何一种医疗制度在带来优势的同时，也会把劣势暴露出来。生命的有限，就是医疗价值的最大悖论，在这样的挑战面前，创新似乎显得无能为力。

当我看到《向世界最好的医院学创新》时，再次被久违的温暖包围。2009年，当我第一次阅读《向世界最好的医院学管理》[⊖]的时候，我被梅奥诊所"每个患者的需求至上"的核心价值观、管理模式深深震撼，更感受到书中所描述的梅奥诊所整个管理体系带给患者的尊重与关爱，那份温暖无从复制。生命之疾病注定无法根除，医疗之挑战注定永远存在，但是基于"每个患者的需求至上"的持续创新，抑或是微小创新，却是全球每一个医疗机构最根本也是最崇高的任务。

我没有缔造创新理论的能力，但我能从这本书中感知创新密码：使命、责任与爱。

赵红

健康界传媒创始人、总编辑

2016 年 4 月 15 日

⊖ 本书已由机械工业出版社出版。

译者序　The Translators' Words

自 2012 年起，我与《向世界最好的医院学管理》一书的共同作者肯特·赛尔曼多次来中国巡讲，在中国各个大中小型医院参观过程中以及不同规模的会议上，被问及最多的问题是："有关梅奥诊所医疗管理类的中文版新书籍何时能出版？"其实，我也在盼望着，期待着又一部力作可以在中国出版，来满足国内各级医院管理者对梅奥诊所医疗管理学习的需求，也把更多更新的梅奥医院管理经验传播，以实现多年来美中医疗技术交流协会一直秉承的宗旨：构建桥梁，传播先进的医疗管理理念、经验和制度，结合新技术的交流，最终惠及患者。

在 2014 年年底，获悉梅奥诊所三位重量级医疗行政管理者，共同出版了关于医疗创新的书籍，就立即网购了原版书，阅读最初数页后，就不能停下，那些在梅奥诊所庞大的机构中践行的"大处着想，小处着手"的故事和案例，完全将梅奥诊所"病人至上"的理念表现出来，没有惊天动地的医疗制度改动，没有声势浩大的创新活动，也没有行政命令式的动员发布，一切的临床技术创新都是围绕"更好地服务病人，更好地进行临床实践，更好地追寻技术更新"展开。所有的一切都是自然、认真、完全地在梅奥诊所开展着，不是追寻一时的业绩，不是力争成堆的专利，也没有个体或部门间的隔离，而是为着长久的创新，在睿智、有力的梅奥领导者带领下，首创性地在医院中引入了专业设计师、电脑专家、项目经理等人士，为临床医护人员的创新想法最终能够实现真正的创新而搭建了平台，他们明确了流程，形成了制度，实现了临床技术/医疗服务创新的长久化，并且遵循着梅奥诊所的宗旨和长远计划，与其他部门和团队一道同方向地前进着。这些使我这位常年居住在医疗麦加圣地，从事医院管理国际交流的人士对这部书更加爱不释手，也愿我们的读者能像我一样喜爱它。

感谢健康界的冯蕾主任将我们翻译团队推荐给机械工业出版社，使我们有机会更深入地为传播梅奥诊所的创新而工作。同时，也非常感谢我的太太**后小南博士**，她在本书的翻译过程中一直支持着我们，并且从一位梅奥诊所资深医学科学家的角度，分享着在这个令人骄傲的企业中所积累的行政管理经验，使这部书的翻译更加原汁原味、更加接地气！感谢我两位可爱的儿子**戴维和丹尼尔**，给我带来欢笑的同时，也使我知道医疗技术惠及下一代人的使命！也感谢那些在这里不能一一提及的朋友们的支持和帮助！

　　愿这部书不仅使医疗界的朋友受益，也盼望更多来自其他行业的人士喜欢它，这部书的出版，适逢国家领导人倡导各个行业的创新是经济持续健康发展的动力之时，愿我们的翻译出版工作也为这项宏大政策助力！

张秋洋　美中医疗技术交流协会创始人兼CEO

2016 年 3 月 11 日

当戴着橡胶手套的专职采血师手中紧握着采血针，孩子在嘶喊挣扎的时候，房间里的每个人都知道即将发生什么。

采集血样是每天都要发生数千次的经历。虽然大人可以面对它，而且有些人可能比别人做得好一些，但我们猜测采血怎么也不会是你最喜欢的事情。

对于大多数孩子来说，这可是一个非常痛苦、极其可怕、极其不舒服的时候。采血师用手指摸索着静脉，试探着针头，斜着插入静脉，抽出血液，这是整个采血的过程。不管孩子忍受它多少次，它总是相同的经历，总是得到相同的结果。如果面对着采血，孩子不用再挣扎，不必再那般流泪哭喊，而是淡淡地平静地面对，也不再在采血后嚎嘴几个小时。这样的话，我们是不是就算做好了呢？

这么面善的大人怎么可以像个吸血鬼那样残忍呢？能不能有个什么方法可以让整件事情变得让人愉快些？或者，如果不能那么愉快，至少不要那么可怕和恶心呢？能不能有个什么方法可以让孩子接受得更自然？从而方便了采血师、护士、医生和房间里其他的成年人呢？能不能有个方法对大家来讲都更轻松、更节约时间呢？

现在，让我们来看看梅奥诊所儿科的采血椅吧（见下一页图 I-1）。

这把儿童采血椅是由梅奥儿科内分泌医生阿依达·拉忒富（Aida Lteif）医生领导的设计团队专门为采血而设计的。这把椅子上面有一个大按钮，它看起来像一个大黄蜂，当孩子碰到按钮时，它就嗡嗡地振动起来，于是就分散了孩子的注意力，就像牙科医生在为你打口腔麻醉针的时候，他可能会轻轻地敲敲你的牙齿或脸颊来分散你的注意力。这把椅子装有内置的 iPad、iPod 和投影仪屏幕，可以直接显示图片、视频、游戏和其他可以让 1～15 岁的孩子分心的东西，甚至可以播放孩子自己带来的东西。这把椅子还配备有容易操作的杠杆和踏板，可以轻松地把因为采血而感到头晕的孩子放到平躺的位置。

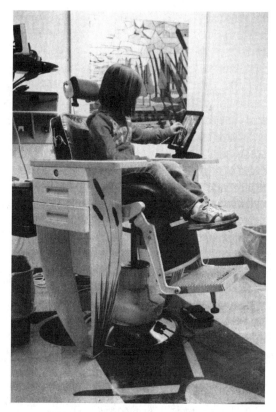

图 I-1　梅奥诊所儿科的采血椅

"我们知道,使孩子分心可以让他们更容易接受采血,主要是要让孩子们愿意走进来,坐在椅子上,而不是把他们的注意力只集中在抽血上面。坐在这把椅子上,孩子们将把他们的注意力放在椅子所能提供给他们的娱乐上面。"拉兹富医生解释说。

变革就诊体验

如果将这把儿童采血椅当作创新的话,我们应该如何来描述它呢?

它是否改变了整个医学界?它是否影响了抽血的临床结果?它会不会出现在《纽约时报》(*New York Times*)的头版新闻上?或是成为美国公共广播公司(PBS)《新闻一小时》中关于医药革新的一个故事?它会不会是一个新的革命性药物或

特效药？或是一种新的无创手术？

当然，这些都不是。这把儿童采血椅没有改变现有的医学水平，不过它改变了我们为患者提供服务的方式，它改变了患者的就诊体验。

为什么这种创新是如此重要呢？

简而言之，就是因为我们打算改变健康和医疗保健，并打算通过改善患者的就诊体验来实现这种改变。

我们面对的困难

每个人都可能已经意识到了我们所面对的困难。在过去的 30 年间，医疗保健已如雨后春笋般成为美国 3 万亿美元的年度问题，这个问题极有可能吞噬掉美国 20% 的经济。虽然美国拥有着世上最昂贵的医疗体系。可是，如此奢华的价格，我们得到的是什么呢？实际上，我们提供了尖端的护理服务，可以说是高度复杂条件下的最佳护理。

在我们的医疗体系中涌现出了影响深远的诊断和治疗疾病的创新。然而，《华盛顿邮报》记者兼《美国的治疗：全球追寻更好、更低廉、更公平的卫生保健》一书的作者 T. R. 里德（T.R.Reid）指出："综合各个国家整体医疗保健效果，世界上有 36 个国家的排名比美国更好。对比澳大利亚、加拿大、荷兰、新西兰、英国和德国，美国排在最后。以上结论来源于联邦基金（Commonwealth Fund），一个以'追求高绩效的卫生保健系统而工作'的私人基金会的调查结果。"

那么，针对这种情况，我们计划做什么呢？

重构，继而解决

阿尔伯特·爱因斯坦（Albert Einstein）曾经说过："如果我有一个小时来解决一个问题，我会花 55 分钟思考问题，然后用 5 分钟思考解决方案。"

事实上，在梅奥诊所，我们觉得有责任引领医疗保健的全球性变革。但是，针对这样一个非常复杂的行业，这是不是一个巨大的挑战？是不是像个"巨大的没头没尾的毛团"（giant hairball）？我们该从哪里开始呢？我们如何变革一个行业，或者最起码，我们应该如何带头变革我们的组织呢？

在梅奥诊所，我们已经开始了变革。在这150年的历史中，除了许多已经完成的或正在进行的变革，我们还做了几个大项目，这些经验都可成为任何试图在一个复杂的空间内进行大规模创新的组织很好的样板。

首先，我们重新定义的问题是关于健康和医疗保健的经验的，它超越了传统临床技术的头痛医头脚痛医脚（break-fix）的概念。我们认为，医疗保健应该包括预防护理、医疗期间和病后随访等一系列活动，这涉及医疗的整个环节，从头到尾。它不只关于单纯在医院里发生的医患关系。

正如我们经常说的一样，这就是我们所强调的"健康与医疗保健"，它涉及了我们的"方方面面，无处不在"（here, there, and everywhere）。

通过专注于"健康体验"这个更大的定义，我们认为，我们可以改变全球医疗保健的大局观。虽然这是一个雄心勃勃的目标，但是因为我们已经重新定义了问题，围绕它我们就会有新的愿景（vision）。通过本书，你将看到我们是如何运用这种愿景，并如何应用同样的原则将其用于任何大型组织的运营中的。

其次，我们创建了梅奥诊所创新中心（Mayo Clinic Center for Innovation, CFI）。该创新中心是一个由60人组成的正式的跨学科小组，该中心的成员与梅奥诊所的医生，还有外部合作伙伴携手合作，竭诚为梅奥诊所这独一无二的体验（an unparalleled experience）而服务。我们的使命很明确，那就是：

我们要改变健康和医疗保健的服务方式。

"大处着想，小处着手，迅速行动"（Think Big, Start Small, Move Fast），就是指如何用整合一个平台、大小项目和计划来拓展我们创新的视野。它还指如何把这种变革创新的理念应用到患者就诊的体验中。它是关于梅奥诊所创新中心如何能够在这样一个复杂、竞争激烈的环境中来实现这一切的。

"颠覆性"的英文拼写开始于一个小写的"d"

那么，我们这把儿童采血椅是如何融入这一大的图景之中的呢？它是否变革了医疗保健？它是否解决了3万亿美元的问题？

它本身并没有。虽然它只是许多创新之一，但我们认为，它正是我们创新精神的案例，并且最终有可能颠覆并改变我们整个医疗系统。这种核心精神和途径将使 20 世纪的医疗系统变革成一个崭新的、更进化的 21 世纪的医疗模式。

我们确实用了"颠覆性"（disrupt，disruption）这个词，我们需要在这里解释一下。

你可能已经听说过或读过，创新可以是持续性的（sustaining）或颠覆性的（disruptive）。由"街头流传"的定义，颠覆性创新（disruptive innovations）可以改变世界，或者至少是改变其中重要的一部分。颠覆性创新可以永久地改变市场和商业模式，就像在 20 世纪上半叶受汽车影响的铁路客运服务、受自动取款机影响的银行业，而在过去的 25 年里互联网更是影响着每个人的家居。

再有就是由哈佛大学教授、创新专家克莱顿·克里斯坦森（Clayton Christensen）提出来的"颠覆性"（disruptive）的概念，他认为颠覆性创新带来的产品和服务更快、更便宜、更简单，因此更适合于应用。比较清楚的例子就是在 20 世纪 80 年代，个人电脑颠覆了市场；以及亨利·福特（Henry Ford）因为提供了批量生产的廉价汽车在 20 世纪 20 年代而颠覆了汽车市场。克里斯坦森博士还介绍了"持续性"创新是不断变化的产品或服务的本质——是它保持并完善在市场预期中的下一次开发周期中能够再次胜出的保证。

我们的儿童采血椅是否符合颠覆性创新的这些定义呢？大概不会。虽然它确实改变了患者的就诊体验，但仅凭这种设计它几乎不可能改变游戏的规则。而打乱一切，从头开始并不适合医疗革新。患者生命危在旦夕，我们首先要维持患者的生命体征，我们不可能推倒这一切，重新开始，我们不能直接就把它留给患者和医生去找出系统的错误。然而，我们确实需要很多的实验来改变医疗保健的提供方式，当然这需要大量的创新，有一些是小的创新，有些不是那么小，而所有的创新都是针对患者就诊体验来重新设计一个更完整的体系，从不同的角度来解决同一个问题。我们称这些为变革性创新（transformative innovations）。

什么是变革

当我们说"变革"（transform），我们想表达的是"颠覆"与"持续"的结合。从我们的愿景角度来看，与 20 世纪的医疗模式相比，21 世纪需要有着显著的差别与演变。但是，我们是否需要一个像桑迪飓风（Hurricane Sandy）一样的事件来做到这一点？我们是否希望我们的医疗保健体系因其自身的负荷而崩溃？就单单为照顾老年痴呆患者，每年我们就需要提供 200 亿美元。这些使得削减医疗支出的提议如乌云般一直都笼罩着社会舆论和信号。

我们知道，有时候系统重置是必要的，但我们不能等待飓风，任由它来摧毁我们所拥有的一切（以实现系统重置），因为它将会给我们带来更多的混乱。因此，梅奥诊所的解决方法之一就是变革医疗保健体验，并一步一个脚印地实现这种革新。蒂姆·布朗（Tim Brown）是 IDEO 的总裁兼首席执行官，《设计思考改变世界》（*Change by Design*）一书的作者，他是这样说的："复杂的系统问题不可能被几个在一个房间里的人所解决，他们需要逐层逐步，循序渐进，分层设计，并有效地联系在一起，从而才能够开发出一个更好的整体。"在我们的例子中，我们分层、逐步设计我们的计划，力图为患者提供更好、更有效的医疗体验，并实现一个更好的变革性的医疗（不只是医疗保健）系统。

我们在第 2 章将分解变革创新的定义。变革创新是颠覆性的（disruptive），它的英文拼写开始于一个小写的"d"。它最终将毫不掩饰地指出一切的变革都将是以患者（也就是商业中所谓的消费者）为中心。这种革新是有层次、反复叠加的。它对客户的影响将不论规模大小。这种革新由一系列的层面组成，像层压的胶合板粘在一起，却远远超出基本材料的形式和力量。它汇集了不同学科，它将设计理念与科学方法融合在一起，因而实现了具体的变革。

健康和医疗保健无处不在

电子远程会诊平台（eConsults）是梅奥诊所创新中心的另外一个成功的故事。无论患者身在何处，由一系列电子工具搭建而成的电子远程会诊平台可以把患者和梅奥诊所的医生（有时可能是患者本身的当地医生）连接起来。患者不再需要亲自前往梅奥诊所，相反，这些工具可以使每个终端客户（患者）通过视频、文字、一款智能手机应用程序或类似的设备与医护人员取得联系。随着时间的推移，原来那种传统的医患关系体验就发生了变革。

当你看到梅奥诊所创新中心的另一个成功故事，你的视野会变得更加清晰。这就是所谓的妇产专线（OB Nest）。准妈妈可以使用电子工具在怀孕的各个阶段与医护人员进行沟通，从而缩短了预约看病的等待周期，也不需要每次都急匆匆地赶往医院，更相应地减少了长时间的不必要的候诊和一些没有必要的就诊。通过这个妇产专线的网络平台，妈妈们的疑问可以随时得到答复。这个平台给了这些妈妈或准妈妈们更好的机会，使她们能够积极地主宰她们自己的健康（empowered in their own health）。其实，这样的平台更适合我们现在这个移动性质的社会。当生产或其他围产护理事件发生时，医护人员能够比以往更多地了解这位妈妈怀胎十月的经历。进而，我们将不再需要一刀切式的临床服务。最终，这样的医疗咨询平台应该让患者和医护人员都花费更少，并减少了相应的基础设施消费，减少了正式员工，而且岗位上需要很少的几个高技能的工作人员就能实现这种医疗的变革和更好的照顾。这对于患者、医生和保险公司都会是一个双赢的局面。

像这种"健康和医疗保健无处不在"的解决方案是建立在当今新的互联通信工具上的，但我们绝不仅限于此。我们的这种理念还融入了新的纳米技术和监视器以及可植入设备，并将这一切设备都连接到网络中。我们所信奉的人性化的监测和成像工具会定期发来患者远程访问的超声图像、患者体重，甚至其皮肤的颜色和外观。

这些技术可以应用在预防保健、诊疗活动及病后康复的所有应用中。这些技术不仅可以为年轻的母亲提供帮助，而且它们可以多多监控那些生活在养老院或自己家中但是依靠辅助设备生活的老年人们。通过这些技术，不仅可以让患者与医疗的专业人员取得联系，还可以与那些关心老人的家人和专业护理人员取得沟通。

这就是所谓的"健康和医疗保健无处不在"。

变革创新的四大平台

为实现这革新的愿景，梅奥诊所创新中心同一时期都会有 40 个左右的内部或相关的项目在同时进行。而梅奥诊所变革创新的一个基本要素就是以梅奥诊所创新中心作为协调核心，从多个角度同时来分析和处理问题，而不是只集中全部力量在一个大的概念主题上。现在，这可不是个"巨大的毛线球"其本身那么简单了，是吧？那我们应该如何管理这各种各样的项目呢？此外，什么可以成为我们的"结缔组织"或"胶水"，以把这些不同层面的项目围绕着共同的愿望而结合在一起，并使它们朝着共同的目标而努力呢？

善于统筹是其中一个很重要的部分。这些年，我们把自己组合成四个主要平台，或者说四个重要的战略领域，我们将在全书中有详细的贯穿和描述。而其中的三个平台，我们都可以看到，主要是致力于如何提供医疗保健服务的；而第四个平台是全面支持其他三个平台的。另外，创新不只是创新中心本身的任务，它还是更大组织的任务。在所有这四个平台中，我们有项目；而在项目中，我们有计划。

我们的四个平台：

◆ 梅奥实践。该平台的目标是在实际应用中重新设计医疗保健服务。重点集中在如何优化医疗流程和患者就诊体验。就像从无到有地在火星上启动一个项目，理想的医疗服务应该是什么样子的？在梅奥实践平台中，我们把有形的改变和技术的设计有效地结合起来，并部署了多学科设计门诊实验室，在这个实验室中，医生和护理团队成员约请真正的患者来模拟、实验各种就诊环境，与他们一起共同创造新的就诊工作流程，来提高实践经验和效率。

◆ 连接护理平台。这个平台可以向医护人员提供健康和医疗无处不在的连接服务。其中的一个项目就是电子医疗（eHealth）。电子医疗使用视频和其他会议技术，使患者或者他们在当地的医护人员与梅奥诊所的医生连接在一起，为患者提供了高质量的医疗服务，而患者也不需要离开他们自己的家。而移动医疗（mHealth）的项目则是使用移动技术以保持健康，并对特定疾病如哮喘提供护理。新的实践模式，如前面提到的妇产专线（OB Nest）和糖尿病的项目，正在试图把医疗的重心从医生的办公室转移到患者身上，并希望患者能够把移动医疗的这个新模式变为可以自己管理自己健康护理的新工具。

◆ 健康与福利。这个广阔的平台主要面向"健康"（相对于"医疗"）的周期的一部分。这个项目包括深入广泛的社区卫生保健计划，旨在用训练和监测的工具来持续改善健康状况，以帮助个人保持健康，避免周期性诊疗活动。在众多的项目中，还有一项主要专注看顾老人的身心健康，帮助他们可以安全地留在自己的家中，但是还会和医护人员保持联系。深入到老年护理院的健康老龄化和独立生活实验室（The Healthy Aging and Independent Living Lab，HAIL Lab），是当时设计这个项目的工作核心。

这里你可以看到一个这样的流程：护理始于健康和福利，通过连接护理平台保持这种联系，当患者需要看医生的时候，梅奥实践开始介入，最后返回到健康和福利平台进行后续服务。总之，这些平台的相互效力使梅奥诊所提出来的"健康和医疗保健无处不在"的理念更加突出。然后，为了能使这些项目能够顺利进行，同时还能在梅奥诊所的领导者和工作人员面前持续不断地保持重要的创新，于是我们有了第四个平台：

◆ 创新加速器。为了强化创新精神，不断前进，一个成功的创新团体必须成为更大的组织结构的一部分。创新加速器融入了创新技术，成功地在整个组织中贯穿了一系列的交流，应用了各种教育手段并征集新的想法，同时还有一系列的讲座和一个年度创新大会称为"通过 CoDE 进行**变革**"（TRANSFORM Through the CoDE，其中 CoDE 是" for Connect，Design，Enable，a CFI way of work"的缩写，意为：用于连接、设计、启用、以创新中心工作的方式而工作）项目，梅奥诊所创新中心可以提供种子资金，用它来孕育那些来自临床实践的想法——而我们的儿童采血椅就是这样一个项目，通过这个创新加速器平台，梅奥组织来获取新的思路和"肌肉记忆"，以不断创新并走向变革这一愿景。

大处着想，小处着手，迅速行动

将护理体验变革成"新改进后的 21 世纪的模式"是我们梅奥诊所创新中心所主要关注的。我们不寻求新的奇迹来治愈临床疾病。虽然那也是必要的，但那是包括数百名医生和医学研究人员在内的梅奥诊所以及其他机构正在做的事情。相反，我们努力把设计、知识和技术整合在一起，希望能够为患者提供更好的就医体验。

儿童采血椅只是一个相对较小的项目。它在梅奥诊所内形成构思，并通过我们的创新加速器平台而有了生命。这种创新和其他类似的项目都来自一个有纪律的、以患者为中心、以体验为中心的创新组织——这个组织应该是一个具有庞大而复杂的医疗保健的组织，只有这样的组织才能把这种创新的想法付诸现实。我们用这些小步骤来引导大视野的转型与变革。我们已经学会了如何在我们组织内外找到合适的合作伙伴，从而使事情发生。

从大处着想，小处着手，迅速行动，这才是我们所谓的创新中心。我们非常专注于这一原则，并使它成了我们的注册商标。

谁应该看我们的书呢

我们的使命是：基于我们创新中心的经验来帮助你在你的组织中实现变革性创新。我们的书是针对那些复杂的组织，因为它们必须创建引人注目的客户体验来具有或保持竞争力。这些经验可以涉及直接提供的服务或提供关于与某产品相关的服务。

你可能需要也可能不需要变革你的整个行业，但我们相信我们是这样做的。作为战略目标，你可能只是在寻找重塑你的组织的方法。但是，伙伴们，苹果公司（Apple）已经向我们证明，改变你的行业可能是改变你的组织的最佳途径。苹果公司因改变了数字音乐和平板电脑而改变了整个数字产业，因此，它从一个不起眼的参与者变成了变革之后计算机市场中的领导者。

这本书是为医疗保健行业内部或外部的行业中的关键人物和管理团队所写。这对于那些工作在一个复杂的组织中，不能下定决心要把变革性创新带到市场上的人所写。对于那些试图让他们复杂的组织追求创新的管理者来说，这本书以一种有条不紊的方式呈现，其中还有一些结构和纪律，但没有这么多，否则变革性创新将被扼杀或失去其影响力。

你的著者：我们是谁，我们做什么

让我们来分享一些关于我们自己的信息吧。我们是由两名医生和一名医疗保健的专业管理者组成的小组，我们都在梅奥诊所工作。作为两名医生和一名管理者，这使我们一共拥有着将近80年为梅奥工作的经验。

在我们的职业生涯中，我们对我们的专业有了一种热情，为梅奥这样的组织工作时很难不这样做。但我们的经验和激情带领我们超越了我们的专业，我们对患者的就医体验产生了浓厚的兴趣，而更重要的是，我们把精力集中在如何把规范化的创新工作融入患者的就医体验当中。经过多年，我们有自己组织内的创新经验，我们的激情使创新中心在2008年成了一个独特的梅奥诊所的实体，从那以后，我们就一直没有放缓我们前进的脚步。我们已经启动、孵化、合作并完成了大约275个创新项目，而且，正如上面提到的，我们还有40多个项目正在进行。

以下是我们的个人简历。

尼古拉斯·拉鲁索，医学博士

拉鲁索医生是梅奥诊所创新中心的创始主任医师，他是查尔斯·温曼（the Charles H.Weinman）明德医学荣誉教授，生物化学与分子生物学的专家，梅奥诊所杰出的研究员。他是执业的肝脏病学家和医学系前主席，他还曾担任过《胃肠病》（*Gastroenterology*）杂志的编辑，以及全美肝病学会和美国胃肠病学会会长职务。

他发表了500多篇文章，拥有三个受美国国家卫生研究院（National Institutes of Health，NIH）资助项目的首席研究员职位，并获得过研究拓展长期资助基金奖（Method to Extend Research in Time，MERIT），这是来自美国国家卫生研究院的最高荣誉。无论是在创新中心还是在自己的基础研究领域，他是一位很好的演说家及研讨专家。

芭芭拉·斯珀里尔，医学管理学硕士

斯珀里尔女士是梅奥诊所创新中心的创始行政总监。在25年期间，她拥有着在四个不同组织中工作的医疗保健战略和运营经验，斯珀里尔女士还经常讲授创新。

她曾服务于多个委员会，包括医疗集团管理协会，她一直担任其学术实践大会的主席。她拥有明尼苏达州朱兰学院颁发的领导质量黑带认证，而且她是一个认证的医疗实践执行官。

吉安里克·法鲁吉雅，医学博士

法鲁吉雅医生是梅奥诊所的个性化医学中心的卡尔森和尼尔森部门的荣

誉主任和梅奥诊所创新中心的副主任。他是一个肠胃病专家医生，由美国国家卫生研究院资助的实验室的研究员，梅奥诊所的医学和生理学教授。

法鲁吉雅医生是《神经胃肠病学和运动学》（*Neurogastroenterology and Motility*）杂志的主编，以及美国神经胃肠病学和动力学协会的当选主席。他帮助开办了好几家公司。他已经发表了250多篇演讲，他的演讲广泛地涉及个体化用药和创新。

我们如何能做到"大处着想，小处着手，迅速行动"

我们将全书共分为三部分，如下所述：

第一部分：将患者的需求排在首位

在第一部分，我们为自己设置了舞台，描述了我们是谁，我们做什么，以及为什么我们这样做。

作为一个机构，我们在第1章给出了梅奥诊所的简要概述，它的历史、价值观、文化和形式。

第2章探讨了在医疗保健和服务行业中进行创新的必要性和可能面对的挑战，并对变革创新有了更深的解释。

第3章涵盖了创新中心作为一个独立单元在梅奥诊所成立以来的进化、组成、作用和理念。

第二部分：大处着想，小处着手，迅速行动

在第二部分的四章内容中我们解释了我们是如何做到这一点，以及我们是如何管理它的。第二部分的第4章介绍的一般模型，我们称之为"融合性创新模式"，这是我们用来评估和架构客户的需求以及想象、构建、测试和实施变革创新的典范。

我们不会止步于此。第5章和第6章解释了所有重要的沟通、教育过程与组织的其他部分的连接（我们称之为"融合"（transfusion）），用于打造创新文化，从实践中捕捉创新理念，传播新闻和有关当前项目的信息并完成工作。

最后，第7章介绍我们是如何把领导模式和风格演变成了"农村"的方式，有效地建立和培养了创新组合。

第三部分：梅奥创新模式在行动

这一切真的有用吗？在第8章中，我们将带你到创新中心正在进行的项目中，从火星计划开始，这是在创新中心内部启动的一个梅奥诊所医疗计划，重新开始应用新技术，开拓未来的医疗实践。第8章继续描述连接服务平台中的电子医疗服务，它应用相同的新技术，使远程患者进入医生咨询。

接下来，我们探讨了优化护理团队，这个项目利用健康与福利这个平台，同时也涉及了梅奥实践和连接服务，以此来重新审视护理团队的组成，以匹配合适的参与者到适当的环境中，并因此来改变医疗服务的提供方法。我们用梅奥诊所现有的移动应用程序总结了该章，这是一个继我们的儿童采血椅之后，用CoDE孵化器取得的又一成果。

最后，在第9章，我们把它全部连成一个简短的总结，那就是如何采取我们所了解和经历的，并把它应用到你的组织中去。

现在，我们诚邀你加入我们的团队，了解"大处着想，小处着手，迅速行动"是如何在梅奥诊所进行的变革性创新，以及它将如何改变21世纪的健康和医疗保健，还有它如何可以帮助你变革你自己的组织。

第一部分

患者的需求
排在首位

THINK BIG, START SMALL, MOVE FAST

第1章

一个文明的体验

在2001年的夏天，我第一次来到梅奥诊所，是由于当时我正在做草原一家亲的表演，而上下舞台都能够让我不停地喘息，结果事实是，我有二尖瓣泄漏。于是，我来到了梅奥诊所，我的内科医生用了大约5分钟做出诊断，而治疗则相当简单……我的内科医生说："呃，要么让厄休拉科医生（Dr. Orsulak）做手术并缝合你的二尖瓣，要么你就在一个阳光明媚的时候在你家厨房的一个角落坐下并等待上帝来收获他的花朵吧。"

现在，你可能会意识到这个讲故事的人非加里森·凯勒（Garrison Keillor）莫属，明尼苏达州公共广播电台一位著名的节目主持人，他的节目在大多数国家公共广播电台的子公司中每周播出，已经有大约40年了。在2012年，梅奥诊所创新中心的变革研讨会上，凯勒有机会向我们讲述了他在梅奥诊所的经历。这些是相当感人的故事，特别是这半小时的演讲完全脱稿，并且没有预演。这些是难忘的经历，无论是从精神上还是心脏上。让我们来听听：

手术很成功……除了修复二尖瓣，这也给了我一次体验……它给了我一次非常重要的体验……与善良、非常能干的人相处的体验。你被带到操作室，你赤身露体，你已经被剃到了令人尴尬的状态。你被包裹在一个被单里。你从轮床上被抬到这个玻璃和不锈钢的床上，这是个昏暗的房间，很冷，奇怪的灯光，蒙面人……这不是一个科幻电影。你躺在那里，他们调整你，在这个虚幻的世界，如果有一个人带感情地碰了一下你……其实只是把一只手放在你的裸肩上……这意味着整个世界，意味着我们都是人……你是一个人，我一个人了，你承认我。有人从心里问你怎么样了。这对你来讲就意味着整个世界。人性……人性……和仁慈……这是一种做事的方式。然后，你消失在迷雾中……数小时后，雾消散了，你会发现自己已经在恢复室里了，而这些天使般的生命又从雾里出来了……他们用明尼苏达州的口音说话……他们从你的嘴里把这 12 英寸[⊖]的排水管拿开，他们告诉你，你还活着……你是多么感恩……而且 11 年后，我仍然这样地感恩。

对于成人来讲，这是一次了不起的体验……体验的能力和善良……都被包裹在一块。这就是我喜欢梅奥诊所的地方……以我自己的经验来讲，这个地方，它具有国际经验和小城镇的举止。

当我来到了梅奥诊所做我的前列腺穿刺活检时，这两位男人为我做的（除了告诉我，我没有前列腺癌）……我永远不会忘记。这是一个令人尴尬的事情，这是不舒服的。就像这个医生的助手说，这就像有九个大黄蜂在你的屁股上……

但是，他们又做了，像杂耍表演团队那般，就像一个旧时代的喜剧团队……俄罗斯泌尿科医生和他的助手……和……滑稽的笑话……一些交流和双簧戏。现在，我们已经有了四个，现在我们已经有了三个，现在两个，一个，现在你就大功告成了。当你做完了手术，你跟他们握手，你说"谢谢你"，而你确实是这个意思。除了它的医疗价值，这就是文明的体验。

文明的体验。

"文明的体验"这句话包含了很多含义，同时在"国际经验和小城镇的举止"这句话中也是一样。而且，他还说了一句，"如果有一个人带感情地碰了一下你……把一只手放在你的裸肩上"和"伟大的能力就是把认识到你的人性加在对你提供的服务中"。

你现在知道了我们的主题思想。这里还有一些非常特殊的事情。这些

⊖ 1 英寸 =0.025 4 米。

优点不仅存在于医疗保健中，而且还存在于医疗保险的体验中。这种卓越的超越传统医疗的体验和精益求精吸引了世界各地的患者来到梅奥诊所，并已经有了 150 年的历史。

那么，究竟什么是梅奥诊所？如果你像大多数美国人和许多世界各地的人一样，重视名誉和品牌，当我们可能在我们的生命中面对一些具有挑战性的疾病的时候，你就会把它和世界一流的医疗服务联系在一起了。但是，你在引言中也了解到，我们的书不只是关于医疗保健，这也不是关于医疗现状的一本书，而是关于如何在复杂的环境中进行创新。我们今天使用梅奥诊所的模式来提供医疗保健，那么我们如何能以梅奥诊所模式为模版将其应用到未来之中。梅奥诊所的遗产根源于：我们的组织是如何赢得了声誉，以及我们如何随时随地在世界的任何角落都试图去改善和实现患者与梅奥接触时的每一次卓越感，而这将是我们的故事的一个重要组成部分。

那么，梅奥诊所是怎样成为这样一个有着"文明的体验"的组织的呢？如同任何伟大的组织一样，特别是像梅奥诊所这样成功的机构，它的根基决定了它的文化，其文化决定了它的结果。所以，一个草图、一个瞥见、一个短片所展示的正是什么是梅奥诊所，以及它的历史、文化、价值观、精神特质，还有它如何用这一切来设置今天和明天的健康和医疗保健的变革创新，这是一个合乎逻辑的开始。

照顾，始于当你到达门口的时候

你走在明尼苏达州罗切斯特市的西南第三大道，你巡视四周的时候，你看到的是：这是一个值得注意的、清洁而传统的、有着大约 11 万居民的小镇。它在圣保罗双城南，距离明尼苏达州省会城市明尼阿波利斯市大约有 90 分钟的车程。稍高的建筑物和停车场环绕着你，你看到人们正在寻找停车位，人们在街上行走，还有些人坐在被推的轮椅上。你凝视的正前方就是 20 层的贡达大楼，梅奥诊所的世界总部，梅奥诊所的综合实践中心（见图 1-1）。

你很好奇,于是你走到楼里。这时你会看到更多的坐着轮椅的人,还有许多人正在协助他们的家属。你看到他们脸上关注的眼光。大约每天会有 1 000 多名患者通过这些门。

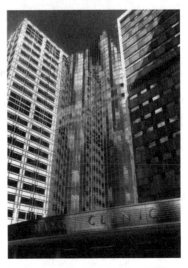

图 1-1　梅奥诊所贡达大楼

这是一个漂亮的大堂,它有着赏心悦目、现代而高雅的设计,像一个精致的酒店。埃勒布·贝克特公司(Ellerbe Becket)给了我们这一部分的,而这里全部是由世界知名的建筑师——西萨·佩里(Cesar Pelli)设计的。建造它的资金的很大一部分由赖斯里·贡达(Leslie Gonda)家族捐助,他们是一位美国社会活动家和大屠杀幸存者的家人。大厅是由西北太平洋地区的艺术家戴尔·奇胡利(Dale Chihuly)装饰的,里面有一个巨大的玻璃雕塑,而且雕塑本身就非常美丽,而这些各种各样的礼品都是由感恩的患者定期捐给梅奥的。

当你走过这个有着吸引力和平静的空间。这时你听见了什么?钢琴音乐伴随一个小合唱团,很好听。你从朝东向着西南第二大道的后门走了出来,这里有一个和平广场,它有着吸引人的商店,今天有一个街头艺术节与花哨的工艺品、美味的食物、雅致的现场音乐,这一切都为了感谢我们称之为目的地医学中心(Destination Medical Center,DMC)的项目。这个合作中心与梅奥诊所的经济发展部合作,与罗切斯特市政府、明尼苏达州政府,还有其他的一些合作伙伴合作。在和平广场的两侧,有一些在 20 世纪 20 年代因为不同目的而设计的旧建筑。我们将很快回过来说那些建筑。现代化的 18 层的梅奥大楼(Mayo Building)连接在贡达大楼的南部,而梅奥诊所的住院部和卫理公会校园(Methodist campus)在贡达大楼的北侧。

你看,一对年轻夫妇拥抱在一起,充满了爱和激情。她的一条假肢站立得小心翼翼,她闭着眼睛,并微笑着,专心地拥抱着。她是每年前来梅奥诊所并希望得到一个明确答案的数千名患者之一。她带着希望来接受可能挽救她生命的治疗，可能挽救她与她所爱的人连接的希望。想想他们不得不面对因为治疗而流的眼泪，甚至陌生人的目光。但有一点很清楚，梅奥诊所、罗切斯特市和无数其他人都在尽力，都在使尽全身解数以使那对夫妇和所有可能陪着他们一起来访问的亲人尽可能地舒适、愉快、真实和欢快。

这是文明的体验，它每天都在发生。

梅奥诊所：快照

梅奥诊所是世界上第一和最大的综合性、非营利性医疗组织。现在，梅奥诊所的员工包括 4 000 多名医生和医学科学家以及 5.4 万多名的专职医疗人员。梅奥诊所的总部设在明尼苏达州的罗切斯特市，亚利桑那州和佛罗里达州有全套服务设施的附属医院。梅奥诊所还经营着跨越明尼苏达州、威斯康星州和艾奥瓦州的约 70 家医院和诊所的梅奥诊所的健康网络系统。超过 3/4 的员工都位于罗切斯特市和周围的健康系统，其余的都在亚利桑那州和佛罗里达州。还有梅奥医学院、梅奥研究生院和面向毕业后医学教育的梅奥学校，这符合梅奥诊所的教育使命，与其相关的约有 3 400 名学生和住院医生。

除了这些由梅奥诊所所拥有的设施外，一个新的梅奥诊所护理网络已经形成，这个医疗保健网络系统的好处是，它可以为患者提供梅奥诊所的知识和专业技能，使患者不必亲自跑到梅奥诊所的任何附属医院去就诊。通过达成的合作协议，梅奥诊所为这些志同道合的合作组织提供产品和信息共享工具。这个网络意识到人们更愿意在自己的家门口享受健康医疗保健，所以，这个网络的作用是延伸和拓展梅奥品牌，并超越梅奥传统的地缘战略及其不动产布局。目前，有 29 家这样的组织，横跨美国及美国以外的区域。梅奥诊所的医疗保健网络系统将稳妥地扩展它的医疗保健行业，以负责任的照顾、经济性的访问来进行这场行业间的搏斗。

梅奥诊所每年治疗超过 100 万的独特患者。而绝大多数，差不多有

85%的患者以门诊为主，很多人要在罗切斯特市、斯科茨代尔市或杰克逊市停留几天或几个星期以进行连续的门诊治疗。他们会住在当地的酒店中，通常这些酒店可以提供特殊的住宿合并来为患者及其家属准备星期房。服务班车不断地往返于大街小巷、这些酒店、门诊中心和两所附属医院之间。

梅奥诊所在罗切斯特市的实体机构是令人印象深刻的，复杂的城市建筑群占用了几个街区。在整个罗切斯特市，梅奥诊所占据了30个完整的建筑和一些其他建筑的15万平方英尺⊖的面积，是正南方双城附近的美国巨型购物中心的3.5倍。

今天，已经成为主要目的地的医疗中心，梅奥诊所，聚集了来自美国各地外加150个国家的患者，治疗着各式各样极其特殊化的疾病。梅奥扩展到越来越多的地方和地域性区域，扩大了其足迹。并且我们还看到，它通过创新和通过远程门诊对患者进行诊断、治疗和监测的技术大规模地展示着自己。梅奥也正式进军到健康和医疗保健的领域里面，从疾病医疗领域，整体转变为帮助人们优化他们一生的医疗保健，"健康"和"医疗保健"之间的差异在对本书的介绍中已经指出了。越来越多的梅奥医生与当地医生和工作人员进行合作，在梅奥诊所及其附属医院为患者提供健康和医疗保健服务，还通过其合作伙伴将服务合作提供到非梅奥医院所属地。以这种方式使梅奥品牌效应逐渐增长并已经超出了目的地医院的理念。

在梅奥诊所，许多现在正在进行的事件都大大超出了医疗实践本身。但是，引用梅奥诊所总裁兼首席执行官约翰·诺斯沃西医生（John Noseworthy MD）所说的："为患者看病是最重要的。"梅奥的这三个盾牌从最开始就已经存在，那就是临床实践、医学教育和医学研究（见图1-2）。

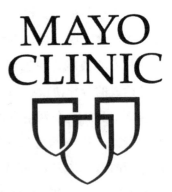

图1-2 梅奥的三个盾牌：临床实践、医学教育和医学研究

⊖ 1平方英尺 =0.092 903 平方米。

除了已经介绍的临床实践（患者护理）和医学教育这两个盾牌，在医学研究方面，梅奥诊所进行的研究在临床护理上得到广泛的应用。其中包括新的诊断方法、药物、设备、工具和程序。在 2012 年，3 300 多名专职研究人员参与的、进行中的研究就有 9 000 多项，其预算为 6.33 亿美元，最后发表了 4 000 多份出版物。这还不包括由梅奥诊所创新中心带领实施的患者体验研究和创新研究，而这本书的中心议题主要将围绕这个方面进行。

有趣的是，梅奥诊所的医生的工资是固定的，医生的工资与患者数量或医疗收费没有关系。我们采用这种模式，以确保始终将患者的需求排在第一位，并尽量减少因为任何财务动机而看大量的患者或执行不必要的程序。这使医护人员将有更多的时间与患者相处，可以投入更多的有效时间去配合其他人员为患者提供护理服务，而重要的是，有效地激励创新。

梅奥诊所：历史和传统

今天，令人印象深刻的梅奥诊所，无论是作为一个工具，还是作为一个品牌，它只是作为指导性地审视梅奥诊所的过去的切入口。在这个故事中，我们可以发现许多历史和文化线索是由它的创始人所形成的价值观，而这种价值观也塑造了今天我们对医学的做法，而过去也塑造了今天的创新方式和患者就诊体验。

早期的起点和命运的龙卷风

这一切都始于英格兰北部 1819 年相当不显眼的威廉·沃勒尔·梅奥（William Worrall Mayo）的诞生，这是一个有着佛兰芒血统的英国家庭。与许多成功的创新者一样，虽然他的父母家境一般，但还是坚持给他良好的教育。别的不说，他的私人教师是化学家约翰·道尔顿（John Dalton），而约翰被认为是"现代化学和物理科学之父"，是第一次科学地描述了原子和元素周期表的科学家之一。从他接触到道尔顿之后，威廉·沃勒尔·梅奥一生对科学的激情就在他的生活中被激发出来。这可是一个好的开端。

梅奥于 1846 年在他 27 岁的时候移民美国，与很多其他的移民一样，他向西迁徙寻找机会，他获得了越来越多的行业经验，包括制药、裁缝、耕作、出版和最终的医药。他就读于印第安纳州拉波特市的印第安纳医学院。他于 1850 年毕业后，独立行医，并用显微镜来追求医学知识，这是有史以来第一次在医疗实践中运用显微镜。他不停地详细记录着临床笔记，他有着闻名持久的评论："思维打开了才能进行进一步的思考和研究。"

1851 年，他与路易丝·阿比盖尔·赖特（Louise Abigail Wright）结婚，在接下来的 60 年里，路易丝成了他忠实的配偶和医学同伴。

由于那时常见的疟疾和与其相关的发烧，也为了新鲜的气候，梅奥医生乘着江轮往西到了明尼苏达州，而且最后他在那里定居，并开始行医。路易丝最终紧随其后。当美国内战爆发后，他申请成为明尼苏达州军团的一支军队的外科医生，但不知什么原因，他的申请被拒绝。事后看来，这是偶然的，因为此后不久，他得到一个检查性质的外科医生的职位，作为联邦军队来支持和参与附近还依然相当活跃的印第安战争。当时征兵委员会的总部在罗切斯特市。

由于着手新工作，梅奥医生（"沃勒尔"或"W.W."，因为梅奥员工总是这样深情地称呼他）和路易丝于 1864 年在罗切斯特市定居下来，并育有四个孩子，两个女孩和两个男孩。毫不奇怪，由梅奥医生来带他的两个儿子，威廉（William，昵称"威尔"）和查尔斯（Charles，昵称"查理"），在梅奥医生的羽翼之下，在非常小的年龄他就开始教授他们科学。他们和梅奥医生一同查房，帮助做办公室里的事情，有时甚至是手术，并阅读了大量的好书就像《格雷的解剖学》（*Gray's Anatomy*）和《佩吉特氏在外科病理学讲座》（*Paget's Lectures on Surgical Pathology*）。当然，还有很多来自他们妈妈的鼓励。许多年以后，查理形容他的妈妈为"她本身就是一个真正的好医生"。

而不出意外地，两个男孩都去了医学院，威廉去了密歇根大学，查理去了西北大学。两人均毕业于 19 世纪 80 年代。

同时，在 1883 年一个炎热的 8 月的下午，一场巨大的龙卷风将罗切斯特市的很大一部分夷为平地，造成了 24 名人员死亡 40 名重伤。梅奥医生，还有在家里过暑假的他的两个儿子以及其他志愿者成立了一个临时医院。由于需要更多的帮助，梅奥医生呼吁身为老师而不是护士的女修道院院长阿尔弗雷德·莫伊斯（Mother Alfred Moes）以及她在圣·弗朗西斯（St. Francis）的修女姐妹来协助医院里 24 小时的患者护理。

他们建立了一种合作伙伴关系，并于 1887 年成立了一个新的固定医院——圣玛丽医院（Saint Marys），这就是现在所谓的罗切斯特市梅奥诊所医院圣玛丽校园。从那时开始，它就一直在运行。它是医生和管理人员在医疗设施设计和操作之间的协作的最早的例子之一。

两个男孩在 1889 年正式加入了医院。现在，所有三名梅奥家族的成员在圣玛丽医院都因为在外科方面的成就而获得了声誉。

我的兄弟和我

在 19 世纪后期，医学实践仍处于初期阶段。大多数的医疗行为还属于简单的个人店面，由受不同程度专业培训的医生来运营，那时医生学习并提供各种形式的医疗，也没有"专家"的称呼。医生通过阅读、实际操作、互相观摩学习。以科学和研究为基础的医疗还只是它的开端。

梅奥兄弟和他们的父亲继续在一起行医，在那些日子里，这可是个不寻常的结构。在美国及美国以外，他们四处旅行，以获得新的知识。同时，他们也分享他们的意见和知识，以及他们致力于提倡以"团队"的方式来提供更好的患者护理，认为这样做可以推进医学科学。不久，其他医生开始从远处来到梅奥诊所来观察他们的行医方式，并且患者也开始从远处来到这里。

团队这一名词成为指导口头禅。正如 W. W. 梅奥医生所说的那样："没有人是大到足以成为独立的人的。"他们共同分享医学知识，看重彼此的专业成长，甚至共享一个银行账户。在后来的岁月里，威尔和查理医生在发表演说、接受奖励或讨论患者的问题时只会把自己统称为"我的兄弟和我"。

由相互尊重和为了共同事务而分享各种技能的成员构成的团队是梅奥

诊所的精髓。传记作家海伦·克拉普萨特尔（Helen Clapesattle）后来称之为"合作的个人主义精神"（spirit of cooperative individualism）。

患者的需求总是排在首位

梅奥创始人认为：同事的智慧结合起来大于任何一个人。甚至在"众包"（crowdsourcing）成为流行词之前，他们行医出来的方式就具有包容性。一个由既富有同情心又侧重于满足患者之所需的、跨越多学科的医生、科学家和专职医疗人员组成的团队是今天梅奥诊所的核心原则和价值所在。然而，在当时诊所成立时，它只是一个去进行医学实践革命性的想法和方式。

在 1910 年毕业典礼的演讲上，威廉·梅奥医生说得相当清楚：

随着我们在学习中的成长，我们更加公正地体会到我们对对方的依赖。医学知识的总和现在是如此的伟大与广泛传播，如果让一个人试图去获得这些广泛的知识，或是任何一个人假设他有这些知识，即使他自认为他有着整体中任何大部分的良好的工作知识都是徒劳的。所以，非常有必要约请从业人员，纳入合作。患者的最佳利益是唯一需要考虑的利益，为了使患者可以从进步的知识中获取利益，力量的联盟是必要的。

从这些话中，你可以清楚地识别出团队合作的方法。但另一个指路明灯从这段讲话中投射下来也成了梅奥诊所的核心理念和价值："患者的最佳利益是唯一需要考虑的利益。"

多年来，这个措辞已被合并到梅奥诊所的主要价值中来，来自全国各地组织的任何员工每天都会听到："患者的需求总是排在首位。"

熟能生巧：综合的实践在一起

在实践中成长。从 19 世纪 90 年代初开始，威尔和查理医生开始邀请更多的合作伙伴来工作，并提供服务，让他们完成他们自己的外科手术。1892 年，知名的明尼苏达州执业医生，奥古斯都·斯廷奇菲尔德医生（Dr.Augustus Stinchfield），成了梅奥兄弟的第一个合作伙伴。在那时，正好 73 岁的 W.W. 梅奥医生退休了。两年后，克里斯托弗·格雷厄姆医生（Dr. Christopher Graham），他们的妹夫，新毕业的医学院学生，作为第二个合作伙伴加入了梅奥兄弟。1908 年，一共有 8 名专业人士（其中有四位医生、一名医学画家、一名专业管理人员、一名医学图书馆员和一名秘书）加入了梅奥兄弟。

梅奥兄弟正在建立真正的多学科团队，在平等基础上确认非医生人员作为团队的核心成员的价值。我们将在第 3 章描述建立创新中心所采取的方针时回顾这一点。1894 年，梅奥兄弟决定将他们的收入的一半永久性地用于"服务人性化"（service of humanity），并最终成立了梅奥基金会（Mayo Foundation）。"我们试着开始在政府留下的人中选择有前途的人，给他们进行的医疗手术教育。我和我的兄弟将致力于为人类服务。如果我可以培养 50 双或者 500 双手，我就协助传承了文明的火炬。"

W.W. 梅奥医生在 1911 年逝世，在那个时候，梅奥的规模和声誉已经继续增长。梅奥诊所的"红色"大楼始建于 1914 年，毗邻于现在的和平广场。它随后在 1989 年被推倒，是为了给哈罗德 W. 席本思（Harold W. Siebens）医学教育楼腾出空间。但与许多其他梅奥建筑一样，许多来自建筑物原址的重要的艺术品被保留了下来。

1919 年，原始的创始人决定将梅奥实践转化为非营利机构，不仅针对医疗实践，还包括研究和教育的实体，该实体后来被称为梅奥诊所。非营利机构的成立不仅为梅奥卓越的信誉奠定了基础，也为它将来成为创新至上的组织，驱动推进科学和提供保健服务奠定了基础。一个好的组织应该是综合的、由广泛的学科和技能的专业人士组成的整体，当我们探索梅奥诊所创新中心的任务和方法时，我们将一次又一次看到这个主题。

早期的创新和现代医学实践的诞生

在 1892 年和 1908 年之间，8 名新的合作伙伴的加入使梅奥实践取得了显著的贡献，尤其是在研究和诊断方面，以及多方协作的以患者为本的医疗管理方面。梅奥兄弟主要是外科医生，但他们可以看到其他学科领域也很重要。其中有两名新的合作伙伴，在梅奥诊所形成现代医学实践的旅程中特别值得一提：亨利·普拉默医生（Dr. Henry Plummer）和哈里·哈威克医生（Dr. Harry Harwick）。

亨利·普拉默医生

亨利·斯坦利·普拉默医生于1901年成为梅奥兄弟的一名全职合作伙伴。他是梅奥诊所早期成功的主要推动力。他设计的许多系统现在还普遍在世界各地使用，如共享个人档案式的医疗记录系统和互联的电话系统。

直到那个时候，在这个新的创新出现之前，医疗记录还在被医生保留，并为医生个人所使用，也没有在医生之间共享，也没有任何形式的通用格式，而且医疗记录还是以医生为中心，不是以患者为中心。

普拉默医生也是在临床上第一个引进、理解并最终使用X光机的医生，并最终形成了一门新的技术。他创造了新的诊断程序，并设计了使医生和其他人员互动的新方式和共享医疗信息。是他第一次真正地把医学专科化，并最终成为现在我们所知道的综合性集团行医（integrated group practice）。

后来，作为首席设计协作者，普拉默医生与建筑师富兰克林·艾勒比（Franklin Ellerbe）一起设计了现代医疗建筑，该建筑最后被称为"普拉默大楼"（Plummer Building）。普拉默大楼，哥特式风格的结构看起来就像在曼哈顿第五大道的家，建成于1927年。当时，它是美国最高的建筑，它在很大程度上成为一个博物馆，并成为早期实践和文化创新的纪念碑。普拉默大楼是州里古老的两个建筑之一，它是一座庄严的老建筑，坐落在第二大道贡达大楼的东侧；另一个是卡勒高雄圆山大酒店（Kahler Grand Hotel），宛如优雅、高贵的女士，自1921年建成并生存到今天，它主要是为了方便梅奥诊所的患者而生存。普拉默大楼的顶楼有一个独特的塔，包含着一个有着56个钟的专用钟楼，威廉医生曾说过："这是为了美国士兵，以纪念他们在陆地上和海洋上的英勇行为，正因为他们的英勇行为，美国才有了她的自由、和平、繁荣。"现在，每个星期钟楼的音乐都会传出来几次，在市中心都可以听到。

主要是因为普拉默医生创造了现代医学记录和他对合作医疗行医设施模型的设计，今天的医生广泛地称他为现代医学实践的建筑师。在创新者这个术语还没有被普遍使用前，他就已经是一个创新者，他建立的模式还一直被今天的梅奥诊所和创新中心所使用。

哈里·哈威克医生

1908 年，从他 21 岁生日后的第一天开始，直到 1952 年他于梅奥董事会首席执行官退休时，哈里·哈威克主要都在致力于发展梅奥诊所执业的管理基础工作。在梅奥诊所还没有成立非营利机构之前，他和威廉·梅奥医生的这个想法就已经形成了。相对于美国现代医疗实践来看，与其他事物一样，从专业的医学专科化到病历资源共享，再到 X 射线，专门的管理都是一个新事物。哈威克引入了新的会计系统，他的工作目标是"让医生从每天烦琐的商业事件中摆脱出来"。这些努力在医学以外的各种各样的专业领域中被效仿，并成为商业方法与专业实践完美结合的一个模型。同样，这成了梅奥 DNA 的重要组成部分。

150 年的品牌：成长为今天的梅奥诊所

1939 年，威廉和查理·梅奥相继在两个月内去世，自那时起，丰富的文化遗产和核心价值观在组织内已经建立，所以梅奥诊所这么多年，还能够持续蓬勃和发展。规模、信誉、品牌形象、追求创新都在继续增长，直到现在。

日益增长的创新清单

在开始的时候，梅奥医生就在努力地寻求更新、更好的创意。早在19 世纪 50 年代初期，因为对临床医学和医学实践所做的一系列的创新，梅奥诊所已经得到认同。一些前沿的医疗实践创新，像医疗记录，已经得到认同和进一步的发展。从早期的日子到现在，其中数以千计的其他创新，都得到认同，现列举如下：

- ◆ 1905 年：第一次在外科手术过程中把冷冻组织切片作为癌症诊断的手段。

- ◆ 1915 年：第一个针对研究生医学教育的项目。

- ◆ 1919 年：第一个将医疗实践和医学研究教育结合在一起的非营利机构。

- ◆ 1920 年：第一个肿瘤的指数分级。

- ◆ 1935 年：建立第一个以医院为基础的血库。

- ◆ 20 世纪 40 年代：为改造航空事业而设立的第一个空气动力学的医疗单位。

- ◆ 1950 年：因为发现可的松获得诺贝尔奖。

- ◆ 1955 年：第一次应用心肺体外循环机进行的系列手术。

- ◆ 1969 年：FDA 批准的第一次髋关节置换术。

- ◆ 1973 年：第一家在北美应用 CT 扫描仪的医院。

- ◆ 2001 年：为了响应"9·11 恐怖袭击事件"，研发快速诊断程序来检测炭疽病毒。

- ◆ 2002 年：成立第一家多点综合癌症中心。

美国梅奥诊所 150 年的历史在这部短短的电影中完美地呈现了出来，这是由著名的记者和梅奥诊所董事会成员汤姆·布罗考（Tom Brokaw）制作的。

早期的远程医疗

在梅奥诊所成立初期，它就因为医疗创新而广为人知。但正如你可以从上节内容（普拉默医生等人的早期创新）中看到的，创新这个词已经覆盖梅奥一段时间了。

以今天的电信技术来实现远程医疗，这似乎是一个相当简单的想法。事实上，虽然它已成为创新中心的核心主题或平台之一，即今天为我们所知的"连接服务"，但远程医疗的想法和其他主意一样，都有着早期实验和设计这种卑微的起点。

这个想法始于20世纪六七十年代。加拿大、澳大利亚、美国与那些有着分散且流动性很强的人群的国家的医生以及其他医疗保健的专业人士，试图探索利用广播、电话、微波、双向电视、电脑和卫星技术，以便于推进农村与城市医疗实践的连接和沟通。

梅奥诊所也开始了它的设计，1967年在罗切斯特市，有了第一次远程数据传输，通过电话线将心电图（electrocardiographic，ECG）的信号从圣玛丽医院和罗切斯特卫理公会医院传到当地诊所的实验室。而到1971年，这个想法就实现了全球化，总部在罗切斯特市的梅奥诊所的心脏病专家收到两张从澳大利亚悉尼的一家医院利用电话电缆和卫星技术传来的心电图。

1978年，梅奥诊所参与了第一次洲际双向直播交流。在45分钟的直播中，在普拉默大楼工作室里的梅奥员工与悉尼医院的员工进行了互动。1984年，梅奥诊所成立了电信工作组，主要目的是去探索新的通信技术，以使其远程站点操作和日常实践可以相互依存。1986年，一个5 000磅[⊖]重的卫星天线被直升机运到并安装在梅奥建筑的顶部。

如今，这样的数据互联已经形成了常规。但是，给自己一分钟想象一下，这一切之所以成为可能与互联网、平板电脑和智能手机的存在密切相关。当然，这些技术已经成为21世纪的医学模式的标准设计组件。在创新中心，我们不会因为技术就在那里，我们就使用它，而我们需要应用它通过个人技术来实现"快速的、友好的、有效的"医疗保健，这一直是并且仍然是我们的一个战略重点和现实。

足迹扩展

从20世纪八九十年代开始，梅奥诊所在一次扩展运动中采纳了"医治身体、思想和精神"的想法。以下几个机构就是在此期间新建或整合的。

⊖　1磅≈0.453 6千克。

- 圣玛丽医院和罗切斯特卫理公会医院（1986 年）。它们创业的第一步是在其家乡罗切斯特市。这两家医院在密切合作运行了很长一段时间后，它们于 1986 年被正式吸收到梅奥基金会和梅奥系统中。它们现在以统一的门诊设施和医护人员进行管理和操作，2014 年它们被重新整合并更名为"梅奥医院圣玛丽校区和卫理公会大学校区"。

- 杰克逊维尔梅奥诊所（Mayo Clinic Jacksonville，1986 年）。这个新的设施始建于 1986 年佛罗里达州的一片 140 英亩的林地上。现在它一共有 5 座建筑，每年有超过 9 万多的患者在使用它。

- 斯科茨代尔梅奥诊所（Mayo Clinic Scottsdale，1987 年）。在凤凰城郊区，梅奥诊所新建了第二家附属医院。如今，它每年承载了 10 万名的患者，它还与两个新的研究设施挂钩，并成立了第二个梅奥凤凰城校区。

- 梅奥诊所卫生系统的当地诊所（1992 年）。梅奥诊所超出其传统的充当"目的地医疗中心"的作用，通过购并或建造，创建了拥有 70 个规模较小的诊所和医院的网络系统，主要位于美国中西部。

- 贡达大楼，2001 年。作为一个国家级的艺术设施，再加上其与梅奥大楼、查尔顿大楼的相互连通，在同类建筑物中，贡达大楼堪称世界上最大的医疗设施。其令人印象深刻的结构是为了推进整个团队以及梅奥各专业协作而设计，它是梅奥临床创新中心的总部。

梅奥诊所的精髓

1919 年，梅奥诊所的行动、愿景和价值观的永远的代言人威廉·梅奥医生，在梅奥校友协会上提出了他对梅奥诊所成功的看法：

鉴于大量患者来到梅奥寻求照顾，很自然就会把原因归于我们做了很好的工作，但有着良好工作的诊所无处不在，必须有另外更深层次的因素。对于这些其他原因，可以用最好的一句话来总结：那就是"诊所的精

---

 1 英亩 =4 046.86 平方米。

神"，这句话本身包括渴望通过在医学教育研究上的进展，通过认真的观察或应用从别人那里得到的知识来帮助那些正在受苦的人，最重要的是，希望把这个点燃了的科学精神的蜡烛传递给其他人。

同年晚些时候，他写出了四个条件，他认为这四点对梅奥诊所的未来至关重要：

> 1. 确立坚持追求服务而非利润的理想。
> 2. 坚持以真诚之心将每一位患者的医疗和福利放在第一位。
> 3. 坚持相互关注每一名成员在专业上的进步。
> 4. 坚持推进医学科学和药物传递技术的进步。

你可以清楚地感受到，这些建议在早期临床演化及其相关活动中的价值，甚至它们与现今的影响的"感应"关系。但在 1978 年，爱默生·沃德医生（Dr.Emmerson Ward），梅奥诊所的董事会主席，增加了一个宗旨，形成了本书的精神：

> 5. 愿意以变化来响应不断变化的社会需求。

在 1984 年，管理员罗伯特·罗斯勒（Robert Roesler）添加另外两个条件：

> 6. 坚持朝着卓越的一切努力，做到精益求精。
> 7. 坚持以绝对的诚信指导全部事务。

聚焦客户（患者）、团队、服务、诚信、精益求精，以市场变化为导向，而这就是我们捕捉到的梅奥诊所的精神，它描述了在这样一个独特的环境中，以患者为中心时，变革创新是一个自然的结果。

今天的梅奥体验

伦纳德·贝里（Leonard Berry）和肯·塞尔特曼（Ken Seltman）总结的梅奥诊所的所有经验，已成为他们 2008 年出版的书《向世界最好的医院学管理》(*Management Lessons from Mayo Clinic*)：它已经演变成一个"现代 – 传统（modern-traditional）组织，它积极在策略与价值、传统与创新、人才与团队、科学与艺术中寻找一致性"。

如果你与今天在梅奥诊所的任何人交流，包括曾经得到过梅奥诊所护理的患者，你可能会听到梅奥体验和所提供的服务，总结起来大概是这个样子的：

梅奥医生知道医学对任何一个人来说都太复杂而且难以理解；因此，以协作和团队的方式会工作得更好。如果由一个唯一的医生团队，从开始到结束来监管患者，没有切换，无延迟，无混淆或误解监督。而医生支付的是年薪，由最高专业标准的承诺来引导，所以医生没有必要去看更多的患者；这是由质量取代数量。另一方面，现代的系统和过程可以让患者在同一天得到多个医疗评估和测试；它经常有可能在同一天或第二天进行手术或其他程序。我们的目的地设施是专为舒适度和高效率而设计的，是为了"医治身体、思想和精神"；这么说，如果可能的话，咨询、更新和评价都可以远程完成。总之，患者的需求是第一位的，但我们也不要忘了家庭。它属于一次整体的医疗体验，并且它始终如一地给予患者最大的尊重和同情。

作为基勒（Keillor）的主题故事的建议，它大致有资格作为"文明体验"。

深层价值的价值

虽然已经 150 年了，但毫无疑问，由梅奥兄弟及其父亲、其他早期参与者建立起来的基本价值观、结构和系统依旧和今天有着高度的相关性。将顾客作为关注焦点，团队合作、服务、诚信、卓越，以及针对患者和市场的变化而变化仍然还是梅奥诊所价值观的全部。梅奥诊所的员工是忠诚的，而且工作勤奋，总是持有愿意接受改变的态度，并由此价值观推动，而且当他们需要做事情时，他们只做什么是正确的。

深刻的个人和普遍的对组织价值观的承诺似乎始终贯穿着梅奥诊所；就像是"织成的织物，密不可分"（woven into the fabric）。正如前首席执行官格伦·福尔伯斯医生（Dr. Glenn Forbers）说："如果你已经有了可以沟通的价值观，但你没有将它运用到政策中，没有使之进入对决策、资源的分配中，以及没有使之最终被纳入本组织的文化中，那你的价值观就只是一些单词的堆砌而已。"换句话说，核心价值观就是核心价值观，而不仅仅是训练项目。

如果你的价值观是把顾客放在第一位，鼓励合作并"愿意改变"，那你就有了可以变革创新的正确成分。你就有了"创新的基因"，而创新大师，德布林的创始人，德勤咨询公司主任拉里·基利（Larry Keeley）就是这样做的。

进入 21 世纪

在侧边栏以下是梅奥的原则，共同成为梅奥诊所的保健模式。自 19 世纪末以来，这套铰接式的原则一直在发展。因为将现在和将来凝聚在一起的力量，将梅奥诊所的保健模式转换成 21 世纪版，因此它比以往任何时候都重要。这是压倒一切的使命和愿景，它是梅奥诊所创新中心的特殊使命和中心任务。

对于初学者而言，在这个世纪里我们必须超越长期以来"照顾始于当你走进医院前门的第一步"的模式。这种模式运作得很好，但现在和未来的需求更多。而 21 世纪的医疗服务模式是启动在走进医院前门之前的；它开始于关注患者的健康和养生；它开始于其初级保健提供者与患者的互动中；它开始于患者与他们的社区和当地医疗保健提供商的远程互动之前；在需要时，它出现在治疗复杂疾病的医疗活动过程中；以及在后续的护理事件以确保治疗和护理计划的进度中。

"健康"和"医疗保健"的意思是帮助和医疗是相互连续的，就像"健康"与"疾病"总是并列在一起一样。"文明体验"是连续的，它是持续不断的联系，真的是连续性的照顾。梅奥诊所的未来将服务于个人及家庭，因此健康和医疗保健的需求将在这里，那里，并将无处不在，只有通过如由砖和砂浆结合而成的实体一般的医疗体系或其他虚拟服务，才能提供有用的资产和协议。所有这一切都将成为 21 世纪的梅奥医疗模式："健康和医疗保健，方方面面，无处不在，并连续不断"。这一切都将发生，而且我们将在下一章中，讨论一下背景的变化以及因此而导致的部分新的成本意识。梅奥诊所创新中心领导并定义了这种模型，并把它变成现实，你可以跟随我们，了解其中的挑战，了解创新中心是如何把这些挑战当成任务，定义各种碎片，以及如何把这些零星的碎片放在一起，进而形成了 21 世纪的愿景和医疗模式的。

找到你组织的创新精神

我们为什么要分享这张草图呢？你如何使用这种讨论来生成、刺激并管理你组织内的变革与创新呢？

显然，你的组织和我们的组织不会一样。你没有同样的创始人；你可能没有我们需要在医疗保健行业中面临的同样问题。但是，无论你的组织是什么，无论你的组织模型是什么样子的，我们可能都需要面对如何在复杂的环境中进行创新的挑战。通过了解我们的"医疗模式"，并有效地将之利用在你的客户身上，尤其看到梅奥医疗模型的曙光，可能会有利于你的组织创新的任务和部署。

梅奥医疗模型

今天所建立的梅奥医疗模型基本要素包括 14 项原则，其中有 7 项直接针对"患者医疗"，而另外 7 项则关注"梅奥的环境"。这些原则不仅有助于我们理解今天的梅奥诊所，而且还能了解到自然环境决定了创新的类型和性质，在整本书中我们都将贯穿地讨论这些问题。

患者医疗

◆ 只有一个团队的工作方式全部依靠于各种医学专家的共同努力，才能提供高质量的护理。

◆ 从容地检查每一位患者，并耐心倾听他的陈述病情。

- 医生承担个人责任，并与患者的当地医生合作来指导患者医疗。
- 以同情和信任来提供最高质量的服务。
- 尊重患者、家庭和患者的当地医师。
- 给予及时的综合评价、有效评估和治疗。
- 最先进的可用性、创新的诊断和治疗技术与技巧。

梅奥的环境

- 受梅奥文化熏陶，因其贡献而倍受重视的最高质量的工作人员。
- 具有强烈的工作伦理、专长，献身梅奥，受重视的专业保健人员。
- 学术研究和教育环境。
- 医生的领导力。
- 综合医疗记录支持常见的所有门诊和住院服务。
- 专业的补偿，允许对质量的关注，而不是数量。
- 独特的专业服装、礼仪和设施。

创新的梅奥诊所的方式：开发你自己的服务模型

我们的目的不仅是为了创新而且要创新得更快。当你的根基、愿景、文化与你自己的护理模式的过去、现在和未来越相一致，你就越有可能取得进步。

- 找到你的文化"挂钩"。你的文化是关于你的历史、基础、最初的产品或服务，以及早期交付的方式，是文化使你的产品或服务在成型早期具有独特而不同的品性，在公司成立早期是什么主题、口号或哲学引导你的组织并形成你的品牌？如"每一个车库的车""不同凡响""我们带来美好生活"和"化学让生活更美好"的例子。你自己是如何评价你自己的组织的？而在公司成立早期你又会怎样评价自己？在这些声明或短短的话语中，你能不能捕捉到你的组织的文化本质？
- 寻找其他的历史线索。口号和可视化的营销信息是有用的，但你也可以回头看看对于你们的产品，这些口号或信息是如何独特定位并形成决策，以及它们是如何交付给客户的。梅奥诊所一直强调创新，无论在临床上还是在医疗服务上。我们发明了综合的、目标性的医疗实践，并引入投资以使其更加成功。同样，在组织成立之初，你也选择了你要做什么样的组织，以及如何到达那里。我们这本书是让你们看到我们是如何做出这样的决定，采用了什么样的创新，这些创新又是如何来的，还有这些公式如何能够运用到今天。

◆ 是什么打动了你的创始人？每个组织都有创始人，而且所有的创始人都会用自己的看法和方式来完成任务。但是，随着组织成长和成熟，这些方式有可能慢慢地被冲淡、更改或演变。找到创始人的思想、所做的以及他们为什么这样做——是一项重要的工作。梅奥创始人的足迹在这方面就很清楚，他们为未来建立了一个清晰的模式。你的组织呢？

◆ 是什么激励了你的组织？正如你的创始人有一个梦想，请问你的公司是如何看待和认为自己的今天的呢？那你（或你的领导者）觉得今天的成功真正的原因是什么呢？创新的产品？最低的成本？最好的客户关系？在梅奥诊所，我们认为，我们自己是通过创新来优化患者的就诊体验，进而使医疗保健有了变革。这就是激励我们的地方。

◆ 把这些"挂钩"和线索应用到你的创新努力中。你的历史、愿景、有目的性的指导以及文化将推动各种争取到的创业项目，它们将帮助你来确定如何到达那里。而对于那些与君之愿景相悖的创新，反过来你的文化也不会支持它们，这样的创新是不会成功的。

第2章

愿意改变

医疗保健中势在必行的转型与创新

你一定要自己去成就你所期待的变革。

——圣雄甘地

将患者的需求排在首位。

我们正是这样做的。梅奥诊所的核心价值贯穿在我们企业的方方面面。我们每天看到它，我们的患者每天看到它，它指导着我们的每一个动作、我们的每一个行为和我们每一个人。我们实现了。

那么，为什么我们还是这么关注创新呢？我们正在试图改变什么？或是我们前进的方向是什么？而且，我们的现状中有什么是错误的呢？为什么我们还需要一个 21 世纪的医疗模式呢？

即使最近《平价医疗法案》(Affordable Care Act) 发生了重大变化（更完整的名称是《患者保护与平价医疗 2010 年法案》(Patient Protection and Affordable Care Act of 2010)，大多数外人仍然认为今天的医疗保健行业复杂且难以改变。越来越多的时候，他们认为，一个行业需要变得更简单、更经济实惠；但另一方面，却很少有选择的余地。当你生病了，你需要医疗服务，是的，它的价格昂贵和复杂。但对约 3/4 的人来说，它是由别人支付的，所以还有其他的事情要担心。相比于许多行业来讲，"需求"是相对固定的，相对于成本来讲是不敏感的。虽然存在医疗旅游且不断增长，但它仍然只占医疗保健非常小的一部分。没有竞争对手能在一夜之间偷走你的业务。所以，如果你是在医疗保健行业，那里会有什么需要担心的吗？

在梅奥，我们有不同的看法。

在梅奥，在医疗保健上，我们看到了主要的威胁，还有主要的机会。首先是宏观的问题（macro problem），也即"巨大的毛团"（giant hairball），它是作家戈登·麦肯齐（Gordon MacKenzie）用过的一个形容词：变革医疗保健系统是极其必要的，它应该更简单、更具成本效益的，它还应该能够提供更好的健康服务给每个人才对。令我们感到自豪的是，梅奥诊所不仅提供尖端的医疗服务，而且从长远来看，它的成本其实小于其他大型医疗机构。但是，我们还是会第一个就同意，目前的模式是太贵了，并且非常低效和浪费，往往不能提供一个快速、友好、有效的患者体验。我们必须发展面向21世纪的护理模式，降低成本，使成果与价格成正比，而且更直观、更易于相互交流。简单地说，如果说美国是世界上拥有最昂贵的卫生系统的国家，那么它也应该是最好的。

国家公共电台（NationalPublic Radio, NPR）的主持人约翰·霍肯贝瑞（John Hockenberry），百忙之中仍每年朝圣般地来到罗切斯特市主持由创新中心主办的梅奥诊所变革创新研讨会（见图2-1），他曾这样说过："其实针对叙利亚辩论要比针对医疗保健的未来进行辩论更容易……我们更倾向于先去解决这种象征性的问题，再去解决更加困难的问题。"

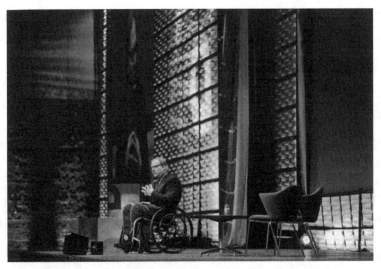

图2-1　约翰·霍肯贝瑞正在主持年度的梅奥诊所变革创新研讨会

我只想说，宏观的医疗保健问题是艰巨的。然而，我们相信，可以通过创新来创建一个 21 世纪的梅奥医疗保健模型，这种创新能够促进我们长期性、系统性的改善。

但也有显著微观的或组织级的问题躺在我们家门口。作为一个大型的"同类最佳"的医疗机构，人们可能会认为，梅奥诊所与大部分其他医疗机构不一样，能与这些挑战绝缘，但我们也不能幸免。来自技术性、竞争性及流动性的压力的恶果已经显现出来了，而这里仅是举的几个例子，它们却导致我们质疑我们目前的商业模式是否能够持续下去。一站式医疗服务模式能否茁壮成长？谋求取代传统的缴费服务模式不断浮出水面，我们目前的护理模式是否仍然有效？《平价医疗法案》将如何影响患者的行为？随着医保削减威胁到我们的金融稳定性，我们能否还可以继续我们的著名的以患者为中心的护理模式？

我们是一个非营利机构。尽管如此，如果我们不能产生小部分利润来支持我们的"三个盾牌"中的临床实践、医学教育和医学研究，那我们也会麻木、老化。梅奥诊所的修女格内罗泽·热维斯（Sister Generose Gervais），她本人就是圣玛丽医院和方济联盟的历史生活的一大部分，她曾经说过："没有钱，就没有任务。"

就像星巴克首席执行官霍华德·舒尔兹（Howard Schultz）最近指出的那样："任何组织以维持现状为经营原则，将是一个死亡行军。"通用电器前首席执行官杰克·韦尔奇（Jack Welch）是这样说的："如果外面变化的速度超过了内部变化的速度，那这个组织就要结束了。"我们认识到，即使医疗保健的大图景在未来的几十年里不会有太多的改变（但我们认为变化还是一定会有的），我们针对医疗保健的方案（即我们的保健模型）还是需要发展，并且需要迅速而且果断的发展。

德布林总裁兼创始人、德勤咨询事务所主任拉里·基利（Larry Keeley）在他的著作《创新十型》（*The Ten Types of Innovation*）⊖中解释道："那种改变了整个行业的创新好像不知道是从哪里出来的。事实

⊖　此书中文版已由机械工业出版社出版。

上，当需要大的变化时，你可以看到早期的预警信号，然后，我们需要抓住它。"

当这些预警信号出现的时候，很清晰、嘹亮。

在本章中，我们将研究一些变化的压力（即早期预警信号），它们来源于我们正在努力解决的问题。在你的行业中，可能没有我们这种"医疗保健问题"。但是，如果你的组织属于任何复杂的现代组织的一部分，那几乎可以肯定，你将和我们一样，要面临很多组织层面的变化压力。时代变化很快，即使改变你的行业不是势在必行，但是，有可能你的组织需要一些改变。正如我们在引言中指出的，有时改变你的行业是改变你的公司的最佳途径。在我们的例子中，改变我们的组织的清晰路径很可能是去改变我们的行业。这就是我们从一开始就已经做了的，让我们回到 20 世纪初，在普拉默医生的带领下，我们转变成为一个综合的医疗实践模式。在描述梅奥面临的变化变为动力之后，我们将采取另一种策略，以确定一些相反的作用，而这通常会使变革在复杂的组织中变得更加困难。然后，我们再回到我们所定义的变革创新，以及我们是如何使用该模型来处理使变革困难重重的反作用力的。

巨大的毛团：以医疗保健行业的挑战

这本书不是关于国家的"医疗问题"的，也不是关于该问题的解决方案的书。关于这一主题有大量的相关读物，而且宽泛的辩论与本书的形式也不相称。

相反，你可能还记得，这本书是关于复杂的组织如何在复杂的产业中创新的问题的。

然而，忽略医疗保健这个大问题将是不完整的。很显然，有很多推动梅奥诊所作为一个组织的需求都源于它。最终，如果我们正中目标，梅奥诊所使医疗保健服务达到了一个卓越的新水平，这将给我们这个大的医疗保健体系留下一个印记。

在风暴的中心：医疗保健的费用

虽然我们没有过分强调这些费用，但是涉及一些来自今日美国医疗保健的事实和数字还是很重要的，所有这一切为我们的思想和我们围绕护理模式的愿景提供了很重要的背景和内容。

根据联邦基金在2013年年初的一份报告，医疗保健的花费"从2000年占GDP的14%和1960年占GDP的5%，到现在构成了18%的GDP"。从这份报告中，可以预测，到了2023年，医疗保健的花费将占有市场的21%份额。报告还指出："与其他工业化国家相比，美国在医疗保健上的人均花费要多两倍，所占的份额高达50%的国内生产总值。"然而，"我们没有像其他高收入国家那样享受到长寿的好处，也没有降低婴儿死亡率，全民医疗保险和高质量的医疗保健……并有广泛的证据表明，大部分的多余支出是一种浪费"。这些都是巨大的数字，令人望而生畏，并足以削弱经济的整个大片的增长，导致经济混乱（例如，把工作机会转移到其他国家），而这种不合理将导致经济进一步萎靡不振。

《华盛顿邮报》（*Washington Post*）的专栏作家 T. R. 里德（《美国的治疗：全球追寻更好、更便宜、更公平和卫生保健》一书的作者）指出，日本公民平均每年看医生16次，是上一年美国公民看医生次数的3.5倍，不过日本人均医疗保健的费用还不到美国的一半。在医疗保健系统的对比检查上，里德指出，美国有四个不同的系统：私人付款人 / 私营提供商（典型的雇主 – 赞助的健康计划，约占总人口的50%）；公共付款人 / 私人提供商（医保模式，约占16%）；公共付款人 / 公共提供商（退伍军人管理局的模式，约占6%）；其余的为自费的（约占15%）。剩余的19%是未分类或以上的混合体。他指出，美国与所有其他国家不同，因为它保持这么多不同的医疗保健系统和不同阶层的人，并根据患者所在的系统表现出复杂性和相当的不公平。大多数其他国家只应用一个主导模式。

根据凯撒家庭基金会（Kaiser Family Foundation）发布的研究数据表明，虽然医疗保险成本的增长确实放缓，但家庭保险费用仍然在过去的10年里上升了80%，几乎是工资（上涨了31%）和通货膨胀率（27%）的三倍左右。此外，雇员的保险虽然已经被公司的保险所覆盖，但是其中近28%的平均花费总和来自雇员自己的 4 500 美元，而整个家庭则超过每年16 000 美元。这和其他的趋势一样，逐步暴露出来健康医疗保险的走向，正如下指出的那样，医疗保险正直接向消费者输出更多的成本，从而会有更多的医疗保健的选择。

驱动力变化：成本加利润

显然，目前的大部分危机是由高成本而驱动的，但在这个巨大的毛团里还有好些其他的"缠结"，使做出重大变革成为一项更艰巨的任务。管理成本的压力越来越大，并开始用立法予以规范。《平价医疗法案》形式化了一些任务以降低成本，首先通过强制保险，旨在减少或消除来自付款人的成本，然后通过精简及降低医疗成本，并建立保险交易所，以减少一些私人付款人 / 私人保险供应商在市场中可能产生的摩擦。有些提议会消失，有些提议将引人瞩目。我们不会过深地研究《平价医疗法案》的优点和缺陷，但它显然是 21 世纪所有供应商和付款人的医疗模式的一个分水岭。

还是值得考虑一下最大外部压力以及现在的医疗保健现状给我们带来的是什么。其中包括以下内容：

◆ 成本压力正在增加。随着医疗费用不断无情地上升，首先是国家医疗保险，然后是私营保险公司的费用都在上涨，于是购买这些保险的消费者，很大程度上是雇主，开始反抗这些负担。压力被施加给供应商，甚至施加给个别的医生以降低成本。在许多情况下，医疗保险以低于医疗成本水平的20% ～ 50% 被报销给供应商，而那些努力不仅继续通过降低报销额度，还通过增加强调限制被利用，如住院的条件、住院的天数和出院的计划来降低成本。同时，医生和供应商不希望排除医保患者，他们也不想妥协照顾给他们的质量。

◆ 消费者将面对更多的账单，所以他们希望有更多的选择。正如山姆·胡（Sam Ho）医生（联合健康保险公司的首席医疗官）所说的那样，"医疗保健是消费者驱动社会的最后环节"。来自消费者的压力最终会引导供应商变得更负责任并将收费降低到成本，虽然今天的广大美国公民是其他人在支付他们的账单。然而，随着时间的推移，消费者将会越来越多地承担这些账单。从某种程度上来说，许多由雇主负责医疗保险的消费者已经开始支付大量的挂号费、保险费和其他相随的自费项目了。《平价医疗法案》的出台也推动了这种趋势，这是许多雇主摆脱所有的费用，并采取一切以员工的医疗保健相关的风险的做法，而它顺藤摸瓜。

◆ 公司开始远离固定福利的医疗保险。公司已经在很大程度上削减了所有的保险费用，并减少承担与雇员退休福利有关的风险，而这种模型也开始被应用到医疗保险过渡的路程中。作为第一步，如上所述，雇员必须支付越来越大的保险份额。第二个更咄咄逼人的步骤是过渡性质的模型，它将固定福利的退休计划（典型的退休养老金制度）转换为固定供款计划，该计划由公司支付固定的保险金额，而雇员承担风险和有责任赚钱到最后。今天，作为过渡，开始进行，领先的公司都给出一个固定的医疗保健福利，然后让它们的员工去购买在《平价医疗法案》包括下的新的保险项目。在这个模型中，消费者有可能选择更便宜、高免赔额度的保险计划，因而，他们将更多地面对实际成本和可选择性护理。沃尔格林公司（Walgreens）是最早为16万现有员工采用这种新模式的公司。国际商业机器公司、时代华纳（Time Warner）和其他公司最近也公开表示不能保证它们的退休人员有固定福利的退休医疗保险。购买保险的过程可以使原来的参与者变为消费者，它们将会对选择和成本数据透明度的需求很敏感，这些变化都将使我们的服务变得更有效率。

◆ 医保格局正在发生变化。根据现行法规，《平价医疗法案》加强了几年前就开始的削减医疗保险报销的倡议，它强制要求削减超过10年（2013 ~ 2022年）的716亿美元的总医疗费用。入院和出院正在接受更大的监督，以及特别审计团队正在"收回"已经付出的数以百万计的医疗保险。医疗保险还试图通过对医院"过剩"的住院率的评估处罚，以减少住院率。此外，《平价医疗法案》更为重视患者的就诊体验，如果医院不能提供患者足够的满意度，医疗保险报销的水平将降低。在梅奥诊所，每年我们都会失去近一亿美元的医疗保险；这对于每年 9 亿美元的组织来说是相当大的损失。我们必须变得更有效率，我们必须确保我们的服务就医保患者和非医保患者保持一致。而这些压力将推动我们医疗保健的转型。举个例子，新的《入院处罚条例》将怎样推动医生和供应商组织重新做到上门服务或上门服务的电子版本。在这种情况下，人们可以开始看到来自移动医疗的更多压力，需要更多的技术，以及更多非医生的医疗保健提供者——这都可以带来很大的不同。

◆ 负责任的医疗机构的数量正在增加。所谓的负责任的保健组织（accountable care organizations，ACO），正作为《平价医疗法案》试点的一部分，从缴费服务系统转换为依赖于患者健康结果的、带有上限的支付系统，并按人头均摊多种服务。这种模式下节省出来的医保费用将分给医疗保险和供应商。按人头均摊的多种服务驱使供应商开始同时减少病情良好或危重患者的费用支付。这些削减是通过提供更多持续不断和预防性的护理，以减少成本和不良反应的发生频率，通过更便宜的专业人士如执业护士和医生助理，提供照顾和通过其他交付模式的变化来实现的。截至 2013 年，约有 500 个供应商组织使用了这种负责任的护理模式。

◆ 管理的复杂性正在增加。医生和供应商组织都因为行政杂务而变得不堪重负。我们已经成为一个越来越容易被诉讼的社会。此外，新的法案更关心患者的隐私性，更关心拜占庭式（byzantine）的私营部门和政府保险报销系统，也更关心高度专业化的医疗系统中所有的复杂性，这些规定都意味着，医生们正在花越来越多的时间填写表格，并给患者和同事们发出指示。广泛推行电子病历确实有些帮助，但作用不是很大，实现管理和流程的高效率仍然是一个巨大的挑战。

◆ 人口老龄化以及慢性疾病的负担越来越大。同时，患有慢性疾病的患者存活时间越来越长，在美国经济中就有 2 000 亿美元用于照顾老年痴呆症证明了这点。肥胖影响着较大的人群百分比，并且因为越来越多的人变得肥胖和长寿，因此需要更多和更昂贵的护理。而随着时间的推移，人活得越来越长，就需要越来越贵的医疗和照顾。因此，预防保健和健康正变得越来越重要。

◆ 基础设施的过时。虽然有些流程的改进，如电子病历已经被广泛应用，但"历史遗留"的服务基础设施自 1950 年以来变化不大。患者生病去看病。这实际上已经中断了他们忙碌的生活，而且费时、不方便，如果鉴于相关的可替代的护理方案，有些就诊是没有必要的。如果是一个复杂的疾病，那这个就诊过程就会上升一个数量级，变得更复杂、低效率，而且专家、供应商、纳税人、管理者等种种网络使复杂的医疗护理更成为一项艰巨的任务。而其他服务类产业已经在实现现代化的过程中，但是这基本上没有发生在医疗保健行业中。

◆ 接受对异常行为的正常化。由于上述所有压力的结果，这可能就是在纽约贝尔维尤医院（New York's Bellevue Hospital）的埃里克·曼海默医生（Dr. Eric Manheimer）所说的"异常行为标准化"，失败、成本超支、成本高而业绩平平成为公认的准则。它类似于政府所熟悉的官僚作风。多年来，医疗保健行业已经突破了其超支和错误的阶段，必须进入一个新的时代了。

正如你所看到的，这是一个真的相当令人生畏的事情——我们在外而必须面对的这一系列挑战，就像一场大风暴天气。但是，好像这些是不够的。此外，我们还面临许多由卫生保健、供应商的市场结构变化所推动的组织层面的诸多挑战。

对组织层面上的挑战，梅奥诊所也必须要参与竞争

除了以患者的需求为重点，推进"科学发展"，并教育下一代的健康保健供应商以外，在我们的观察中，梅奥有过一些真正的威胁和机遇，这其中包括以下几个方面。

◆ 竞争。是的，你没有看错。我们今天的梅奥品牌和1961年市场调查研究中所描述的一样：作为"医学意见的最高法院"，还是同样强大并受人尊敬，当然也同样需要面对新的和新兴的竞争。成千上万的梅奥患者来自美国以外的国家，而这些国家中最新、最先进的医疗中心已经减少了这些居民出外就医的原因。医院正在合并成更大的卫生系统并具有更大的品牌知名度。泰尼特保健是一个大的例子；而其他组织就像西海岸的高贵保健（Dignity Health）和圣路易斯的巴恩斯－犹太医院（BJC Healthcare），就是几个在众多地区或地方的小例子。克利夫兰诊所正在推进其品牌，以超越其传统的心脏监护核心。结果是：我们必须继续前进，继续突出我们的品牌，使它成为世界上最值得信赖的医疗中心。

◆ 远程医疗模型的进化。我们只是注意到具有挑战性的国际医疗服务。除此之外，通过技术进步来应对一个繁忙，机动性更强的移动社会会有很大的机会将本地的医疗保健拓展出去以使之超越墙门之外，提供随时随地的服务。尽管复杂手术和其他补救措施仍得有这个看病的行程，但许多医疗咨询和协商将不再需要患者们如朝圣般地来到罗切斯特市或我们其他城市的附属医院就诊。手术和程序将越来越多地以远程医疗的方式来传递，如用机器人。随着我们广泛的目标投资，这种变化既可以被视为一个重大威胁；但是，我们也把它看作是梅奥诊所扩展其知识和专业技能的一个机会，这并不是通过到处建立昂贵的设施，而是通过建立伙伴关系并与其他保健服务提供者合作，通过梅奥诊所的连接服务技术来支持。作为一个例子，梅奥诊所已经建立了梅奥诊所的医疗保健网络，它可以与当地

的医生、医疗保健供应商一起分享梅奥诊所的知识和专长，通过提供高质量、数据驱动、以证据为基础的医疗保健服务，共同致力于改善本地社区医疗保健服务。通过这个网络，如芝加哥北岸大学健康系统组织就充分保留了他们完全的自主权，同时还可以直接使用梅奥诊所的专业知识。这种伙伴关系和品牌的延伸同时有利于本地的医疗保健组织和梅奥诊所。因此，很难说这种变革是一种威胁；它更多的时候是一种机遇，以扩大我们的市场和我们的品牌。

◆ 由数据驱动的潮流正走向服务业。渐进式的医疗保健机构将向预测模型推动和转换，这可能有助于提供更好的、更具预测性的、更有针对性的、更具成本效益的服务，消除相关的浪费。一些服务行业，包括警察、学校和航空公司已经在向这个方向努力，朝着由数据驱动应用的方法在发展，这样他们就可以密切监测他们的程序和异常。结果是得到了错误更少及更有效的系统。就如维丹特健康网络（Vidant Health Network）的首席执行官戴维·赫尔曼医生（David Herman M.D.）所说的"分离噪声信号"（separating the signal from the noise）那样，几乎根本是不构成威胁的。这是一个巨大的机会。

◆ 它涉及了每个人。随着像这样很容易被混淆的变化大量涌现，当你看到大大小小各种类型的医疗保健组织都加入了创新的潮流时应该不足为奇。更多的供应商和付款人已经把创新团队准备到位，并确定了内部实体，如慈悲中心（Mercy's Center）的创新服务中心或凯泽永存的加菲尔德创新中心（Kaiser Permanente's Garfield Innovation Center）。2013年梅奥诊所创新中心变革研讨会上，当问到与会者"在你的组织中，你有一个设计团队或其他一些以创新为中心的人员吗"时，大约有61%的人回答说"是的"。在某些方面，我们看到的是对我们早期独树一帜的变革的肯定，看到当时我们是如何努力地把设计和设计思维融入我们的实践之中，我们是如何在我们的实践中结构化和解决问题的。你们将在接下来的几章中了解到更多相关的问题。毫无疑问，我们有很多的事情需要去面对，其中有很多可以作为威胁或作为契机。如果你自满，并允许变化的迷茫海洋淹没你的船，那么它们就是你的威胁；但是，如果你面对问题，仔细考虑清楚，分配资源，把你的雨衣穿上，并在风暴中勇敢启航，那么，它们也可以是你的机会。通过积极扬帆，优化服务模式，我们可以把这些威胁转化为机遇，使我们走向一个21世纪的医疗保健新模式。

最重要的是："**愿意去改变**"已经变得比以往任何时候都更加重要。

被拨号这种方式改变的移动行业是这样做的

当你考虑到新兴技术的结合对我们的影响时，变革的机会会更多。保罗·雅各布博士（Paul Jacobs，Ph.D.），高通公司（Qualcomm）的董事长兼最高执行官，是这样介绍自己的行业挑战与机遇的："移动技术是至今创造出来的最大的平台，现在，超过了60亿用户。"有了这样一个庞大的用户群，根据雅各布博士所说的，比以往任何时候都更重要的是需要展望一下未来的5～10年，试图看到这个行业的发展方向。

在他看来，医疗保健有着同样大小的用户群，真的，它应该采取类似的方法，展望未来。移动技术和医疗保健融合发展的机会巨大。例如，在印度，医生用移动技术和影像诊断和监测皮肤的疾病，在这里一次是1美元，而不是以前的一次10美元。想象一下，在未来利用完善的移动技术、可穿戴的设备担当起永远在线、始终连接的患者监护仪；甚至嵌入式的纳米技术驱动的医疗设备都可以被连接在一个移动网络上。

就如雅各布博士所建议的——而且我们都同意的是，医疗保健与移动革命在本质上没有什么不同，无论是在引领变革所需的前瞻性思维的规模上还是范围上。当然，不管怎样，世界上大多数人都接触过移动技术。

当你看到今天的全球化组织级别的医疗保健的挑战，像雅各布博士这样的思想家是非常有价值的。他们可以提前10年看到未来产业的样子，并尝试驾驭他们自己的组织和潜在的技术向着实现这一愿景而前进。眼下，没有一个医疗保健的领导者或组织已经走在这条路上，如高通在移动通信行业中的作用，但是，我们梅奥诊所和梅奥诊所的创新中心有这个领导能力。除了学习移动通信的模式，我们还可以把这些移动技术和它们未来的前景应用到我们的设计和设计理念中。

所以，很值得利用移动模式，就在此时此刻，为了未来——以健康和医疗保健所有的利益为主，由患者、供应商和付款人共同创建惠及"方方面面，无处不在，连续的未来"。

扫清路障迎接大变革

拉里·基利是这样说的，在人类活动的过程中，当有必要有一个革命的时候，你最好干脆就去做它。革命是军事历史、科技和教育的风景，但在医疗保健中就没有这么多。走向 21 世纪的医疗保健模式要求我们同时改善进展的格局和速度。对所有的行业来说，我们的工作就是重塑医疗保健服务的机制和经济状况。他并不感到惊讶，努力改善目前的情况似乎比以往任何时候都要复杂得多，甚至有的时候就是徒劳的。正像他所看到的那样，我们正在"混乱的曲线上爬坡"。但是，这并不全是坏事，因为在事情变得优雅而简单之前，这些都要发生。在很多其他的商业环境中，我们已经见到了许多。

作为一个产业，我们觉得我们永远都在攀登着"混乱的曲线"，而《平价医疗法案》的推出，从长远来看，对正在努力进行的规范医疗服务，从医疗保险开始实现成本节约与效率提高又引入了更多层次上的变化和混乱（尽管用心良苦）。我们希望的是，如果是从现在开始的 5～10 年后才写这本书，许多的改变应该已经发生过了，我们倒是有机会讨论一下微调，但肯定不是现在我们正在讨论的系统的革命性变革。

但是，这不是我们现在的情况。变化已经发生，一些是由于《平价医疗法案》的推动，还有一些来自法案推出之前就已经形成的压力。对此，我们的第一个重要的步骤，就是要抛开在组织追求前景时所面对的障碍，而正是这一行动导致了梅奥诊所创新中心的创立。在复杂的环境中，认识和处理组织所面对的屏障与未雨绸缪没有什么不同，随时这样做也不是一件坏事，但最好是在有大事发生之前采取行动。

抵抗的模式：为什么大型、复杂的组织不能创新

因为许多读者本身就参与了复杂行业中的复杂组织（像梅奥诊所这样），作为针对它们的重要性的总结和有益的教训，我们将转化一下话题，而新的话题将带我们来识别创新的阻力，我们会刻意地找那些使创新很难在复杂的组织中实施的压力和因素。通过我们自己的经验和在其他地方的观察，我们已经确定了15个阻碍我们创新的因素。其实，这更像一个清单而不是一个完整的课程，而你自己可能已经经历了很多。这里的想法是，用下面这个列表来评估一下你自家的组织和背景，也就是说，评估一下你现在在哪里，你是从哪里开始的。注意，我们的列表没有任何特定的顺序。

（1）**不明确的问题，不清楚或不一致的前景（战略）**。如何定义成功？引用一下我们最喜欢的约吉·贝拉（Yogi Berra）的话，应该能引起共鸣："如果你不知道你要去哪里，你便不会到达那里。"什么是你的未来？如何定义你的成功？有一个可实现的目标（计划和项目成果）是件好事，但如果它们不能指向一个变革或至少一个快速发展，即使你能给市场带来一些创新，你的组织最终还是会落后的。

（2）**组织过度专注自己的核心或产品**。我们经常能看到：组织过度集中于它们已经在做的，而且过度集中于实物产品上。它们看不到更大范围内的创新前沿，而这种创新极有可能无处不在：从客户服务到供应链，再到组织内部的问题，都可以提供更高的价值和更好的体验。请记住，产品只是你要做的一部分。当我们在第4章重新审视拉里·基利的《创新十型》一书中的模型时，我们会回到这个想法。

（3）**组织不能"了解"客户**。我们经常能看到这个现象！你可以认为你是了解你的客户的，你可以花很多时间来考虑你的客户——但是，你们

真的了解他们了吗？常见的弊病是这些：

- 把它留给别人。是你亲手做的研究，亲自花时间与客户在一起吗？或者你外包给外部的机构？苹果出了名的没有花一毛钱给外部组织用于苹果的用户研究上，除了设计自己的零售商店。

- 没有看到客户的意图或他们潜在的或默许的需求，只看到他们所要求的。听他们说什么是不够的，回顾患者满意度调查是不够的。你必须更深刻、更全面地了解客户的需求。我们在第4章时，将回到这个话题上。

- 屈服于群体思维。你的团队成员，特别是那些在工作岗位上的员工，当他们看到客户对你们的产品或服务的反应时，你的员工可以自由地表达自己的想法和意见吗？或者，你的组织在动力学和层次结构上压制客户的见解吗？要小心，如果你所在的团队成员有相同的背景、相同的职责，那么，他们在如何解读客户的反馈的问题上就会有相同的偏见。

（4）**有一个规避风险的文化**。你的组织是否鼓励（或是抑制）谨慎应对风险？

- 人们是否会因为不同的思考或失败而受到责备？请问奖励制度是否会鼓励或至少接受失败？许多组织现在自豪地宣布它们"拥抱失败"，它们希望"快速失败"。然而，很少有组织，如果有的话，真正地把它付诸行动。在你的组织中，当业绩评估考核或开董事会会议时，失败是否真的能被肯定？

- 无所不在的"组织抗体"有多强？是否某些人或群体可以更容易地找到别人的失败或抵制变革，而不是出力去改变？作为整个组织的领导者，是否应采取一种带着挑剔的心态去看待一切？

（5）**组织领导者的短浅目光常规性地支配着日常工作**。组织文化或领导者是否更醉心于对短期收获和目标的满足，而无法看清楚或采取行动去面对大图景？这可以体现在以下四个方面。

- 没有足够的时间、资源以专注于创新。

- 不能容忍讨厌鬼活动或任何不完全一致的计划。
- 变革性创新不是领导人的使命。
- 变革性创新不是组织记分卡的一部分。

（6）**组织正在努力维持现状，并且它抗拒任何变革和颠覆性创新，即使完善的研究已经支持这个"毫无疑问要发生的变革"**。这个困难通常是最后这两个的组合：①组织过于回避风险，关注短期效应；②团队中的个人寻找短期明显的回报，因为他们必须这样做才能生存。在这里，成功后的自负心态也是一个因素，那就是组织认为它们自己已经在其游戏的顶部了（例如，柯达和影碟出租公司百视达所发生的事情），何必去改变什么呢？

（7）**组织没有以创新为中心，或没有将创新嵌入主要的组织内部。**有很多次，创新团队和实验室的被放置在一边，被关闭在单独的设施中，与主要业务步调不一致。它们没有涉及与交付产品或接触客户的个人和业务单位。

（8）**对于创新的行动，没有良好的内部沟通。**正如他们所说，如果你在黑暗中眨眼，没有人会知道你眨了眼睛。是否各个级别的员工和领导者都与变革保持了步调一致？展望、创新、创新的素养和不断创新的精神，都必须在整个组织的前沿和中心。我们将之称为"组织中传播"，这是第5章和第6章的核心话题。

（9）**组织把重点放在过程上，而不是放在结果上。**这是大型复杂组织的祸根（反正是其中之一），很多时候是其中创新型实体的祸根。他们首先必须遵循某个流程或方法，不管它是什么。这个流程其本身就成了一个目的。所以，流程变得比结果更重要。问问你自己：这个流程是否服务于创新（好的方面）？还是创新服务于流程，并使创新在一个商业计划中，往往成为清单中的一个纯粹的项目（不太好）？

（10）**组织的金字塔出现倒挂状态。**如果创新只是由该组织的领导来推动，那一个非常重要的部分就会被遗落，它就是日常的客户体验。组织的领导者通常不与客户有日常联系。其结果是：创新可以专注于组织内部并只有利于组织，但可能不利于客户体验。当谈到创新，工作在第一线的人们才应该在组织金字塔的顶部。

（11）**你所拥有的创新团队是不是不够多样化？**你有一个创新的团队，但所有的人员都是工程师。他们在技术上知道所有关于你的产品的信息。但这不能给你的团队带来的新的洞察力、全球性视野、现实世界中的"格式塔"，以及解决问题的能力，例如，一位时装设计师或建筑师（这两类人才我们的组织都有）。我们将在下一章中介绍。

（12）**你的组织对重要的行业发展趋势没有了解。**同样地，你和团队可以从自己的人、自己的销售队伍，或者从自己的设计师那儿了解和弄清行业的发展趋势。但是，他们是如何"提示"你在这个行业和世界里的发展趋势的呢？确保正式地把你的团队"融入"当前的趋势里，指派一些"潮流观察家"。在第 6 章将有更多的有关讨论。

（13）**创新只存在于二维的设计和文件中，没有工作原型和实例的支持。**很多设计师都是在纸上或电脑屏幕上做研究和科学，其结果是，他们会错过细微的差别，而如果有一个工作原型，那用户体验就会来得早些。无论是设计一件产品或一个流程，在一个设计方案正式出来之前，设计团队应该用"真实"的实践方式来模拟一下这个设计。我们在第 5 章阐述了这个问题。

（14）**创新投资和资源只在顺境下才可用，而不是逆境下也可用。**尤其是在追求盈利的世界里，我们发现，创新研究只有在好的时候才被资助或才能得到资助，而无论在组织内部或外部，当事情（或环境）变坏时，它都是被削减的首要事项之一。这就是所谓的本末倒置：最伟大的创新努力，尤其是变革性的创新，都应该是当路面变得粗糙时（逆境的时候）发生的。

（15）**合作太少或过多。**合作太少的"问题"很简单，那就是很多人会觉得被忽略，尤其是那些在一线工作的人，他们中的大多数，都会觉得没有办法分享自己的经验和见解。然而，一些组织像我们梅奥诊所这样也是建立在合作的基础之上的，有时我们有太多的合作者！梅奥诊所曾经被描述为"由 2 000 个副总裁组成的组织",这意味着有太多的人员参与了梅奥诊所日常的每一件事情,当然合作太多也有可能使组织停滞不前。所以,我们的秘诀是要与适合数量的组织建立关系,将其连接到自己的组织中,并以此为依据相应地进行沟通。

这个清单是进行自我评估的工具。如果你在一个复杂的组织工作,毫无疑问,你已经遇到并将要克服这些障碍。我们做到了,这本书的其余大部分都在描述我们是如何克服这些障碍的。在复杂的组织中进行创新意味着,首先你要了解组织的背景和正确的设定方式,否则创新的活力会被组织内部的摩擦吸收和彻底改变。而你的第一个任务就是要识别这些摩擦,然后把一个文化和过程向前推进。

梅奥诊所的创新方式:复杂组织中的变革性创新

我们认为,消除障碍并采用一种变革性的创新模式正是建立一种成功的创新文化的重要组成部分。在此背景下,变革性创新既是一个目标,也是一个过程,旨在通过战略性分层次的高效改进来变革一个组织,甚至一个行业。

为了帮助你实现这个目标,我们把你带回到我们所看到的变革性创新的定义和关键属性上去,这些概念及定义已经为我们工作。首先,它的特点是:

◆ 创新以客户为中心。创新始于客户,在我们的例子中,我们的创新开始于客户体验,没有其他任何答案。

◆ 该方法具有可重复性、可增加性和可扩展性。我们不追求像使"海洋沸腾"那样的改变。正因如此,通常会因为自己的变革规模而陷入困境。我们寻求可以实现的分层序列的创新,而每个层次都指向不断发展的同一个前景;并且所有的成就、经验和教训要与当时的战略保持一致。

◆ 创新是现有技术和理念的集合。如果我们需要,我们可以发明一项新的技术，但它会使我们分心，而且还消耗资源。如果我们可以，我们会根据我们的需要去把现有的新兴技术组装和整合在一起，如应用程序和通信技术。

◆ 创新发展过程中多学科的融合，而在我们的例子中它就是强大的设计与严谨的科学相结合。我们是设计师和科学家，我们坚持科学严谨的纪律，这意味着形成假设、测试、原型设计、修改、学习、总结和记录我们的练习。我们是一个真正的实验室，合并了严格的实验方法与设计思想、研究原则。

◆ 全局创新贯穿了我们的思想。当我们在设想一个项目时，它必须或适合全局，或从中产生。那些不适合我们远大的健康保健服务目标和前景的项目将不能运行下去。

◆ 创新可以使负面的经验变为积极的因素。它并不总是如此，但常常是变革性创新可以把负面的经验"改造"成积极的因素，它允许客户或患者更积极地思考产品或服务，进而变得同时去使用它们从而进一步改进想法。想想汽车的电子启动器或自动变速器，或是银行的自动取款机，这些创新有助于企业通过将这些消极的经验转化为积极因素来改造自己的行业。

◆ 创新就是全面地"输血"，以消除组织惯性和"抗体"。真正的变革性创新不会发生在真空中。相反，它得到应有的以及组织必要的支持和奉献，并继续前行。它应该成为组织中每个人的共同目标和生活方式，应该成为实验室和组织入口处的明亮标志。当团队成员看到一个产品进入市场时是真的很高兴。需要有坚实的、双向且正式的沟通努力去支持任务，还需要组织的所有成员（从领导到基层官兵）都加入创新的队伍里来。

有了这些想法，我们给变革性创新提出了一个综合性的定义，就像我们在梅奥诊所所使用的：

变革性创新是建立在一个不可分割的专注于客户和客户体验的进化形式上的创新。它采用了设计的原则和科学的方法来集成，整合了新的和现有的技术，以提高效率，常常与发现负面的就诊体验以及将它逆转为积极因素相关联。无论规模大小，变革性创新都会对客户产生影响。一个变革性创新可以大大地改变一种体验。实质性的改变是否影响到了一个人、一群人或整个组织，这些都没有关系，这种变革性创新与规模大小也没有关系。我们用这个定义来指导我们在梅奥诊所创新中心的每一个决定。我们不断地问："请问，我们的行动有可能深刻地影响健康和医疗保健的就诊体验和服务吗？"

这个定义及其成分特点，对我们很有用。它使我们的工作运行在正常的轨道上，并使我们思考着未来21世纪的医疗保健新模式。

在这种模式中工作时，我们可以"删除"在创新中遇见的一些障碍，我们可以看看如何让这一切都发生，首先就要在组织中建立一个创新中心（在第3章中有描述），然后就是战略战术（我们会在第二部分有描述）。

颠覆性变革：以汽车为例

我们会首先承认我们做得很好，但我们不会全靠自己来改变医疗保健。它太大，有太多的参与者，面临着太多的挑战，并有着太多的困惑。

正如我们所说的那样，在其他重要行业中，我们已经看到了由多种分层性变革所导致的破坏。这种情况的发生，通常没有任何个体的领导者或领导机构在负责。

考虑到20世纪有关汽车的现象，汽车颠覆了交通运输，并通过这样做，它颠覆了电子商务、社会结构，而且，事实上，它是颠覆了文明的进程。但是，这种颠覆是哪个领导人或组织变革愿景中的一部分吗？没有，的确没有。亨利·福特（Henry Ford）的愿景和创新很接近，但即使在这种情况下，在福特的范围之外，一系列的变革性创新也使得福特自己的创新成为可能，并最终取得成功。

我们想补充一点，大量的变革都是围绕用户体验而发生的。而当那段体验最终落在需要的地方的时候，也即当把大量的负面经验转变为积极因素时，奠基就已经被颠覆了。

　　考虑到一些关键的创新：自动变速器、电子启动器、后视镜。难道它们颠覆了自己吗？难道它们凭一己之力就可以改变人们的旅行方式了吗？当然没有，但增加了雨刷、空调、信号灯、通畅的道路、联网的加油站和一堆其他的创新。现在，你有一系列的变革最终颠覆了预定的运输方式，成为人类主要的出行手段。这些变革都有它们自己的价值，每个创新还起着充当整个行业变革的基石的作用。

　　这样的变革在其他行业中也有。想一想 iPod（苹果随身播放器）。苹果公司整合了现有的一些技术并充分地将它们应用在 iPod 设备上，然后，在与 iTunes（苹果数字媒体播放应用程序）结合时实现了重大变革，最终将客户体验应用于数以百万计的用户。现在，数字音乐与智能手机的应用程序相结合，你的智能手机与你的车相结合。随着 iPod 和 iTunes 的应用，使个人录制音乐领域已经不只是"进化"了。它是建立在一系列的创新变革上，由一个宏大的愿景所驱动，并被带入一个新的、被颠覆的现实中。已知的技术集成了全新的设计理念，从而颠覆了音乐的交付方式并转变了客户的聆听体验。在苹果公司的案例中，整个公司和行业都是由一个非凡的个体所带领的，他就是史蒂夫·乔布斯（Steve Jobs），但变革不是由一个人而是许多人共同而完成。它是个例外，而不是这里的规则。

　　我们梅奥诊所努力寻找这些关键要素来变革整个医疗保健行业，同时也变革我们自己的组织，进而我们将一起来推动护理 21 世纪的现代医疗保健模式。

第3章

建立一个新的创新生态系统

梅奥诊所创新中心

受激励于过去，为未来而创新。

——梅奥诊所创新中心入口处墙上的牌匾

进入 21 世纪，对医疗保健行业进行变革性创新的需求从未如此紧迫。正如第 2 章所述，当前系统的高成本和复杂性已接近一个临界点，医疗服务提供者和消费者之间的复杂关系的必要变革将是颠覆性的，即使对梅奥诊所这样资深的医疗机构来说，也是一样。

作为一个组织，我们在多年前就已预见到了这一点。

为什么呢？在某种程度上，历史上的医疗保健创新大部分都集中在发展临床解决方案上，也就是集中在更好的治疗以及更先进的技术、设备、仪器和程序的开发上。当今，绝大部分的这种创新是在公立、私立的大学和大学附属医院完成的。正如第 1 章所指出的那样，我们也在相当程度上参与了这一创新；而医学研究也正是梅奥三个盾牌所代表的核心价值之一。

但是，绝大多数的这种研究是纯医学性质的。这种研究更关注疾病的治疗、康复，以及疾病的复发和症状的处理，而不是患者的体验以及就医过程本身。绝大多数研究的目标是"疾病本身"，而不是"患者健康"，因此，这类研究忽视了人类健康体验的相当一部分内容。那我们是否应该对这类研究提出批评呢？答案是否定的，事实上这些研究对提高医疗品质以及促进医疗行业发展至关重要。多年来，我们已经看到了许多令人鼓舞的发展。

事实上，在梅奥诊所服务人类、推进医学科学的 150 年的发展中，我们已经取得了许多令人印象深刻的成就，包括研制出了在手术过程中冷冻组织以进行癌症诊断的方法；设计并使用了第一个集成的患者医疗记录；开发了用于肿瘤分级的参数；建立了第一个以医院为基础的血库；发现药物可的松（cortisone）并因此获得了诺贝尔医学奖；制造出了第一例获得美国食品药品监督管理局（The Food and Drug Administration, FDA）批准的髋关节替代物；第一个在北美安装和使用了计算机体层成像（A computed tomography, CT）扫描仪；建立了快速诊断炭疽中毒的方法，这在 "9·11" 事件和随后的恐怖袭击的处置中发挥了应用。

但是，随着新千年的展开，我们不断地认识到以往研究的缺陷：没有其他研究机构致力于对患者就医体验的各个方面进行研究。正如我们在第 2 章看到的，梅奥诊所早在普拉默博士时期就明白了患者就医体验的重要性，因此由梅奥诊所开始这项研究显得顺理成章。受到以往经验的启发，我们看到了巨大的机会。我们认为，如果能在变革中持续关注改善患者的就医体验，并由此成为适应 21 世纪的医疗机构的模范，我们就可以引导梅奥诊所走向可持续的成功。这项工作的焦点将是致力于改善患者的就医体验以及医疗服务，并将通常用于临床研究的科研和设计原则运用到这项工作中来。这就要求：需要争取足够资源，在组织内建立专门的负责机构，应用一套结构化的和易于理解的方法，采用可靠的方式和领导人，并赢得梅奥诊所高层的支持。这样才能蓬勃发展。

如今，这个组织的焦点已经存在并且成功丰硕，它就是梅奥诊所创新中心（CFI）。在本章中，我们将带你穿越历史领会梅奥诊所创新中心的主导原则，了解梅奥诊所创新中心如何演变，如何克服挑战，如何取得创新，如何成为梅奥诊所的一员，以及它与你所在的组织的相关性。

迎接挑战

2001 年，梅奥诊所创新中心的创始人之一，医学部的前任主席尼古拉斯·拉鲁索博士考虑在梅奥诊所内部设立一个专门服务于患者体验的部门。当时，他和他的同事都清楚他们有很多的障碍需要清除。

通常的障碍包括管理安全、资金和人员、投入与回报。无论我们身处哪个行业，哪一类型的企事业单位，当你努力进行变革性创新时，都会面临这些挑战，这对梅奥诊所也是一样。这是一个庞大的、复杂的组织，有着预算约束和紧迫的时间期限，还有优秀的员工夜以继日地致力于为客户提供最好的服务。

但除了这些挑战，我们还要克服其他障碍。首先，这可能适用于你的组织，也可能不适用于你的组织，这个障碍就是在医生意识形态、医疗机构以及我们所必须取得的变革性创新之间存在的持续的紧张关系。对于医生而言，在追逐医学精确性（失败即意味着死亡）和内心深处的知识（即我们应该而且必须创新）的两种意识形态间存在天然的分歧。而且，尤其作为梅奥的医生，我们有我们的传统和骨子里的保守主义，力求在我们自己所知道的和所能做的范围之内尽可能考虑到患者的健康、安全和幸福。但是，我们也必须要维护梅奥诊所作为临床和医学实践的创新者的传统。

如此，我们如何在这样的一个环境下构思和发展一个创新机构呢？我们如何获得牵引力，以及我们如何迅速地做到这一点？我们愿意承认，我们的发展没有那么快。我们花了大约 11 年的时间才到达今天的位置。我们预料到了这会让你们中的大多数人（那些设法在你们的组织中完成激进的变革性变化的人）失望。我们大胆设想，我们从小的地方开始，我们在特定领域快速推进，但是，医疗保健是庞大的，所以，我们在刚开始时没有迅速行动。大概没有你期待的能在你的组织里进行得那样快速。

这就是为什么我们要与大家分享这个秘诀。我们非常小心谨慎地通过一系列迭代步骤建立了创新中心。我们宣布了重点和愿景，我们得到了高层领导的支持，我们得到了充足的资源，我们很早就认识到了环境的重要性，我们创造了一个有利于创新的环境，我们有可靠的领导者，我们创立了一套流程，其更关注结果而不是过程、官僚机构和委员会，专门用来避免在前面一章内容中提出的影响创新的 15 个障碍。

不是所有的这些步骤都能完美地运转。但是，如果你遵循我们的秘诀，你将会比我们当时做得更好。同那些理解并且认同这些冲突的利益相关者一起，我们公开和包容地处理问题。我们的工作开始于"臭鼬工厂"的模式，但很快就得以推进了。"臭鼬工厂"的模式是创新的初期工作，是不为人所知的，直到有一天创新的工作取得成功，才能出现在大家的雷达里。因为有"冲突的"参与者，特别是管理团队往往都担心那些不为人知的项目。但是，我们最终选择和我们的组织一样站出来并居于最突出的位置。

我们十分关注我们所用的方法，并且将我们所取得的进展、成功和失败与其他组织进行交流。我们不仅仅是去发展和推进以患者就诊体验和医疗保健为中心的变革，并且将创新思维（innovation thinking）的理念扎根于我们的团队当中，而这正是有能力、有信心的自主创新。

通过我们的故事和成功的经验，你一定可以在你的组织中创建属于自己的成功的、稳定的、可靠的、以经验驱动的创新中心。好的一方面是，我们的分享会帮助你更快捷地取得成功；但同时不好的一面是，你将不得不满足由梅奥提出的一些要求，而这并不那么容易。

接下来的故事将是如何利用资源、信誉和领导力来启动创新，并使它正常运转并取得成功。启动一个"臭鼬工厂"并不难，难的是在复杂的组织中使之运转并取得成功。在这里，我们将不会把重点放在我们自身所取得成功的故事上，而是更多地讲述取得成功的原因和途径。

CFI 的发展简史

作为梅奥诊所内最大的医师群体，医学系是梅奥诊所创新中心的摇篮。系主任的尼克·拉鲁索医生和他的同事芭芭拉·斯珀里尔（也是这本书的合著者）是这个团队的领军人物。这个团队还包括了：医学部门诊业务的副主席迈克尔·布伦南医生（Michael Brennan, M.D.），以及曾任医学部副主席现任创新中心主任的道格拉斯·伍德医生。梅奥的研究团队高度认同由医学部提出的以患者需求为目的的创新，并将这种创新体现到工作的各个阶段当中。

首先，在2001年，"促进创新"作为医学部的6个战略计划之一被正式提出。这一计划的提出催生了SPARC实验室（See, Plan, Act, Refine, Communicate Lab）的建立。SPARC包括了观察（See）、计划（Plan）、行动（Act）、革新（Refine）和交流（Communicate），SPARC实验室成了正式的并且专门进行创新的部门。SPARC实验室被称为创新部门的展示中心和旗帜，它制定了革新的理念和条例。2008年夏天，创新计划正式在更多地组织中加以推广，并最终形成了今天的梅奥创新中心。

以下是创新中心发展历程中的一些重要故事。

SPARC 实验室的早期发展

创建初期，本书的合著者尼克·拉鲁索医生同他的同事讨论了梅奥与患者就医所面临的挑战。他们想知道，保健服务是否同临床护理一样可以被有条不紊地研究和推广。早期的一些讨论经常在尼克和迈克尔·布伦南之间发生，通常发生在他们一起跑步的时候或者在共同品尝了几杯吉尼斯酒之后（布伦南医生是一个都柏林出生的爱尔兰人，酒通常由他来提供）。

他们看到了自己的目标和外部的医学团体，尤其是一些与服务行业的联系，于是他们从中努力并最终同梅奥外部的专家和顾问达成了合作。这包括了致力于设计和创新的IDEO顾问团、HGA建筑师、工程师公司（HGA Architects & Engineers）和世楷家具公司（Steelcase）（它是一家大型的办公家具公司）。他们现在仍然保持着良好的关系，这些人包括了吉姆·哈克特（Jim Hackett），他是世楷家具公司的前任CEO，以及蒂姆·布朗（Tim Brown），此人是IDEO公司的总裁兼首席执行官、《设计思维改变世界》一书的作者。

从中心建立之初，直到今天，创新中心的核心理念就是：在医疗体系中引入设计理念，建立由设计来主导的思维。我们将在第4章和第5章更多讨论关于设计思维方面的内容。在对患者需求进行了系统和全面的分析后，现在我们可以说创新中心通过广泛并有序的方式真正地使客户受益。

医学部的领导团队成立了被称为"臭鼬工厂"的实验室并将之命名为 SPARC 实验室（见图 3-1）。2002 年创始之初，该实验室共有 4 名员工，并在梅奥大楼内专门设计和建造的空间开展工作。也就是在这个时候，后来成为医学部资深管理人的芭芭拉·斯珀里尔加入了团队。

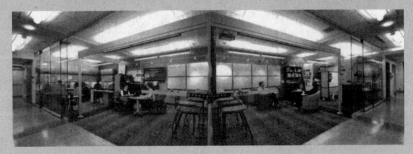

图 3-1　早期的 SPARC 实验室

在创始的第一年，SPARC 实验室开始对患者的就诊过程开展了研究，这包括了患者如何使用等候区和诊疗室，如何同护士和医生进行交流，以及如何让新技术更好地服务患者（见图 3-2）。据此，患者的诊疗室进行了重新设计和布置：扩大房间的规模，去掉房间内的尖拐角，为电脑显示器统一安装了旋转系统，由此可以保证医生和患者可以更方便地看清屏幕。将"杰克和吉尔房间"（Jack and Jill rooms）划分为三个区域：更衣区、检查区和面谈区（见图 3-3）。假设（以及结果都是）这些重新设计使得患者更好地参与到了自己的就诊体验中。同样的情况还适用于由决策辅助文件（decision aid documents）提供解释的医疗方案及其步骤，例如针对糖尿病患者的护理。

SPARC 实验室将早期的成就归功于创新过程的正规化，尤其是设计思维和来自医学部领导层的公信力的正规化。在其他医生看到 SPARC 实验室的成功以及做出的贡献之后，他们也成了 SPARC 实验室的朋友，同时他们自己也参与了 SPARC 实验室早期的研究当中。同样，创新过程的正规化也吸引了医院外部力量的参与，从而更快地促进了这种理念的发展。SPARC 实验室内部的有序工作，加上强有力的领导和组织能力，以及外部力量的参与成了 SPARC 实验室早期成功的重要因素。

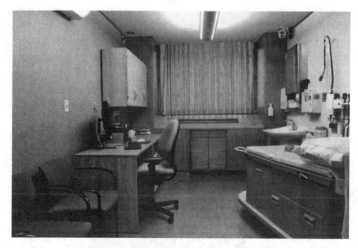

图 3-2　重新设计的检查区（装修前）

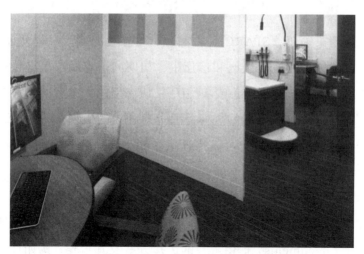

图 3-3　重新设计的"杰克和吉尔房间"（装修后）

　　"臭鼬工程"这个词最早来自洛克希德·马丁公司（Lockheed Martin），而我们起初的工作也正像"臭鼬工程"一样，是悄无声息地进行的。后来，我们的工作已经取得了进展，上级领导便给予了支持，并帮助正式启动了项目。"臭鼬工程"的工作都是有创造性的，而且通常是自主创新的，具有高度的自治性，资源广泛性，也没有日程表限制，没有正式的员工编制，甚至没有预算支撑。他们有时会负责一些机密的项目。我们的工作也有相似的地方，但很快我们便意识到要想得到组织的承诺和支持，特别是来自医疗实践的支持，我们的工作就需要更加规范和透明。

也许我们曾经是像"臭鼬工程"那样工作，也许我们本来就没有。我们只是需要在一个受保护的环境中不断地进行创新，而医学部正为他们提供了这种保护。但是，我们看到，如果我们的工作可以更加透明化，那么我们会看到更好的事情还在前方，如得到领导和临床医生的支持。

我们意识到，梅奥诊所创新中心其实是一个复合体，它既结合了"臭鼬工程"的一些最优秀的特质（一定程度的自治权，不存在严格的等级制度，没有官僚作风，打破常规的工作方式），又具备一个正规的、植入式的、人员配备齐全的、高度透明的和公开的企业所拥有的优秀品质。它是世界上第一家被整合到医疗单位内部的植入式设计团队，并一直发展到今天。

创新中心的诞生

SPARC实验室的成功体现在两个方面。首先，它将实用的和可靠的创新引入空间设计、患者就诊流程，以及患者沟通中，并给它带来生命。其次，可能是更重要的一点，那就是它把"以患者为中心，功能性创新的嵌入式设计实验室"的理念展示给了梅奥诊所的医疗实践和文化。

SPARC实验室中的"C"代表沟通（communicate），它已经成为SPARC实验室成功故事中至关重要的一环。SPARC实验室的项目和成功被介绍给不同的组织部门，打印成宣传手册，对它的活动也可以通过网站进行追踪。医生也被带来并参与设计原型，他们也可以在SPARC实验室内自己构思和启动研究计划。尼克·拉鲁索作为医学部的主席的信誉使得交流的工作发挥得很出色，并且随着时间的推移，SPARC实验室的工作得到了医院领导和医学部以外的工作人员的关注。

事实上，SPARC实验室就是正式的以患者为中心的创新组织的原型。在2007年，罗切斯特市理事会（Rochester board of governors），梅奥诊所当时的首席执行官兼总裁格伦·福布斯医生（Glenn Forbes, M.D.）讨论应该开始一个更正式的、在企业和机构范围内的尝试，并最终成长为今天的创新中心。福布斯医生是医学部创新变革的坚定支持者，同时他还鼓励梅奥的领导层将这种变革推广到更多组织中。

芭芭拉·斯珀里尔以尼克行政管理合伙人的身份加入这个团队当中的，合著者法鲁吉雅医生也是一样，他后来领导了梅奥临床实践委员会（Mayo Clinic Clinical Practice Committee）的一个创新尝试。2007 年 9 月，在大梅奥的背景下组建起来的创新中心在第一届**变革**座谈会上首次抛头露面，这一受到赞助的部门成了向内外展示医疗保健领域之创新的橱窗。中心定位是医学系赞助的负责医疗保健创新的部门。基础建立之后，2008 年 6 月，SPARC 实验室开始被正式整合到创新中心中来。

在这一章里，你将会看到是什么使梅奥诊所创新中心在众多创新组织和实验室中独树一帜，是什么保证了它在梅奥可以正常运转。一切开始于一个愿景，我们会着重介绍，我们也会谈到人员的配备。你会看到我们的经营宗旨、理念、原则的独特性和清晰度。你还会看到我们是如何与来自梅奥内部或者外部的重要个人或者团队进行合作的。最后，但并非仅仅，你还会看到：作为一个有承诺、嵌入式、公开、可视化、以设计中心和变革为指导的企业，我们是如何运作的。

专家的解读

如果你已经从头认真读这本书到这里，想来你对创新专家拉里·基利的名字已经十分熟悉了。基利是德布林公司的总裁和创始人之一，德布林公司是以开拓创新而闻名的创新战略组织，现在隶属于德勤咨询公司的一个部门。基利被《彭博商业周刊》（*Bloomberg Businessweek*）评为"七个正在改变世界的创新大师之一"。他在大型机构的创新变革中显得极具战略眼光，它是这样评价梅奥诊所创新中心的：

我觉得，梅奥诊所创新中心已经有相当的智慧，能够聚集足够数量的不同业务领域方面的领导人，所以，他们形成了可信的势头，那就是：梅奥诊所对创新有着自己独到的视角，梅奥诊所有一套独特的创新流程，梅奥诊所致力于创新。

> 骑士般的支持；可信靠的势头；创新的视角；富有献身精神的独特的创
> 新流程。
>
> 强有力的基础。

创新中心：哲学理念与行事准则

同其他大多数大型的复杂商业机构中的创新团队一样，梅奥诊所的创新中心自从成立之初就面临着许多挑战。在第 2 章中，我们已经列出了大型组织不能创新（至少很难进行创新）的 15 个原因。我们还描述了建基于整个设计的创新思维同医生间保守的、厌恶风险的文化之间所存在的与生俱来的冲突。再加上梅奥诊所组织自身的一些"细条纹"（pinstripes）：由它的声誉、它基于委员会的决策机制，以及它一直以来所取得的成功所带来的"傲慢"阻碍了创新中心的工作。

当然，除非你要打好适当的基础。

在工作初期，我们曾经认真地考虑过创新中心工作的各个方面，包括形式、架构、愿景以及指导原则。我们想创造一种文化和能力，依靠它们，创新中心可以蓬勃发展，而创新中心则因此被定位为梅奥内部创新的催化剂和点火器。通过请教专家，我们了解了到哪些工作是可行的，哪些是不可行的。我们参观了其他一些卫生保健和医疗机构，包括位于南本德的纪念医院（Memorial Hospital in South Bend）和美敦力公司（Medtronic），还包括其他领域的创新领导者——IBM、宝洁公司（Procter & Gamble）、嘉吉公司（Gargill）、3M、世楷公司和 IDEO 公司等。我们几乎阅读了所有关于创新的书籍，同时也对我们的想法进行了测试。我们看到了我们与 SPARC 实验室早期的成功和失败。最终，我们创建并优化了（并将继续优化）一整套指导原则。我们在这里和图 3-4 中来分享经过实践检验的这 8 条原则，（更多内容将贯穿在整本书当中）。

- 制定关于创新的纪律
- 组建一个多元化的团队
- 秉承创新和设计的理念
- 环境问题
- 同客户和利益相关者共同创建
- 服务于"大创意"平台
- 内外进行协作
- 始终如一地分享你的愿景、过程和结果

图 3-4　创新中心的指导原则

（1）制定关于创新的纪律。关键词是"纪律"。构建它，激活它，并在整个组织内部监督执行它。

（2）组建一个多元化的团队。设计师、项目经理，还包括医学界以外的人，例如工程师、建筑师、产品设计师和人类学家，他们具有不同的背景，可以带来不同的思维，并经常把他们与科学家和组织专家很好地结合在一起。

（3）秉承创新和设计的理念。将顾客的需求、设计的雏形和新的尝试，以及艺术和科学进行整合，同时也要预期和容忍失败。

（4）环境问题。建立开放式的、模拟真实空间的硅谷风格的实验室空间（Silicon Valley-style lab），在这样的环境中真正实现现实主义、合作和创新的完美结合。

（5）同客户和利益相关者共同创建。这涉及项目中各个层次的各项实验，不仅仅为自己，也要为你的客户和利益相关者提供平台，用他们来孵化和加速，使他们的想法变成现实。

（6）服务于"大创意"平台。所有项目都必须符合发展的大局和愿景。阐明和组织大创意相关的小项目。

（7）内外进行协作。在实践中引入新的合作伙伴，并鼓励外部合作伙伴的加入，这里不需要孤立的象牙塔式的实验室。

（8）始终如一地分享你的愿景、过程和结果。交流你的愿景，并将创新的原则和方法渗透到整个组织中去。工作中表现得更加透明、容易沟通和有效。这是第 6 章的主题。

这 8 项原则包含了融入我们精神的、不断演化的文化蓝图，它们已被切实渗透到创新中心的每项工作里面。创新团队的每个成员都理解和享用这些原则。这是一个标志性的原则，用以保证我们在梅奥社区内得以生存和发展，进而在外部不断壮大。

创新中心的工作方式：大处着想，小处着手，迅速行动

坎农瀑布是明尼苏达州一个典型的美国中西部小镇，大约在罗切斯特市和双子城中间的位置。这个小镇因为以下几点而名声大噪：①这里是奥巴马拉开他 2012 年总统竞选序幕的地方；②这里有 Pachyderm 录音棚、涅槃乐队和其他乐队都曾在这里录音；③这里是梅奥诊所第一个远程测试平台电子咨询的所在地，通过这里可以实现医生与医生，以及医生与患者之间的远程交流。

你可能没有听说过坎农瀑布，我们介绍它也只是想提出一个观点。这一点将我们引向我们组织文化的另一个重要理念，一个已经上升为商标式的理念，甚至已经成为一个部门的座右铭和标志（见图 3-5）。这是我们的英文原书名：*Think Big, Start Small, Move Fast*。

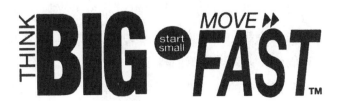

图 3-5　创新中心经营理念

好，通用电气（General Electric）有"带来美好生活"，而可口可乐（Coca-Cola）有"可口可乐，让生活更美好"，还有其他的副品牌。那这些副品牌有什么特别之处呢？仅仅是一段顺口溜吗？还是一个"电梯演示"吗？我们不是拍商业广告，那有什么大不了的呢？

重点是，作为我们的设计和执行纪律的一部分，我们总是用这个概念来架构我们的活动。我们的"大处着想"是指有关的东西、真正的问题，

因此导致我们把着重点放在医疗保健这个大方向上。我们的"小处着手"是指我们是将不试图通过一个大型或复杂的计划来一次性地完成所有的事情，因此我们选择从小的事情入手，如在坎农瀑布这个小城镇中梅奥诊所经营的小诊所和阿拉斯加安克雷奇市一个独立的乳腺癌诊所之间，去尝试我们有关电子医疗咨询的想法。我们的"迅速行动"是指我们从原型中学习，基于这些原型，把我们创新的理念植入组织中去，并用更大规模、反复上演、分阶段的方法来实现。

如果我们没有使用它，让我们看看会发生什么事情？或许这样能更好地说明这个框架的重要性：

◆ 如果我们没有从"大处着想"，我们绝不会改变医疗保健行业。我们的项目即使成功了，也不足以吸引关注和持续的支持。我们可能会在琐碎的问题上耗费太多的精力。

◆ 如果我们没有从"小处着手"，那么我们的项目就会过于庞大而复杂，执行起来将是缓慢和不确定的，最好的可能性就是永远不会做成，在我们做的过程中，我们将无法学习或证明什么。项目最终将需要很长时间，还可能带来不理想的结果。创新的执行与它的意念一样重要。

◆ 如果我们没有"迅速行动"，大的组织将失去兴趣。我们自己的参与者也将失去兴趣，创新者愿意看到自己的创新进入市场的兴趣。最终，我们将失去领导变革的机会。

其结果是，我们所有的项目都必须融入创新的大图景，但一切要从建造足够多的"小"（或有足够多的小块，或有至少丰富的原型）开始，以快速实现目标。我们试图实现：至少在半年内为一个项目推出一个主要原型。在本书的第二部分，我们会回到这些概念上来。

创新的方式：为成功而构架

当你想到在一个大型组织中注入创新能力并使之内化时，在开始的时候，你会很自然地不去想太多构架方面的事。你想的是观念、范围、资金、人员、空间、文化，但很少努力去想构架。对于许多人来说，构架似乎与使观念的流动互相矛盾，它似乎是一个经过一段时间后会自行解决的问题。对此，我们并不同意。

构架的重要性

如果创新是一门学科，因为我们相信它是，那么创建一个结构从一开始就非常重要。你如何把愿景构架进整齐的隔间进而来有效地阐述这些愿景呢？你如何把项目构架到这些车厢，使它们不偏离轨道或违背愿景呢？构架对于任何创新投资来说都是重要的，尤其是在"大处着想，小处着手，迅速行动"的指导下。事实上，如果没有一个有效的工作构架，我们很难认为你可以真正做到"大处着想，小处着手，迅速行动"。

我们所说的构架是什么意思？构架不是组织结构图。在这里，构架是指组织的工作安排。我们如何调整我们的方案和项目来实现变革愿景中所设定的主要目标或所要建成的平台呢？我们如何整合其他组织的资源来支持这些努力，并灌输我们的愿景、成就以及更高层次的创新能力到整个组织中去？这就是我们所说的构架。

规划我们的工作和任务将有助于实现这三个主要方面：

◆ 我们用正确的人建立正确的团队。

◆ 该单位内的个人监督活动是被如何结合在一起的。

◆ 使团队以外的其他人监督愿景的落地并去适应它，以使他们可以看到如何与我们合作。

也许最重要的结果是有了一个明显的构架，让我们的所有成员和合作伙伴可以看到我们在做什么，以及它如何支撑起更大的愿景。这个构架成了展示我们能力和成就的重要组成部分。

创新中心的工作安排：平台、核心和实验室

陈述"构架"最好的方式就是展示我们自己的工作安排，一个已经

随着时间而演变的构架。图 3-6 通过其构架显示了梅奥诊所的创新中心的精髓。其中所有这一切都是以指导愿景为目的的，即变革医疗保健模式到"永远为我在那里"的持续繁荣模式，既作为正在进行的"保健"的一部分，又作为在"医疗事件"（health event）期间有效地提供护理的一部分，也就是现在我们所知道的在卫生保健（health care）。换句话说，无论是在应对疾病中，还是在维护健康中，我们都发挥着作用。对这一设想，将在下一节详细描述。

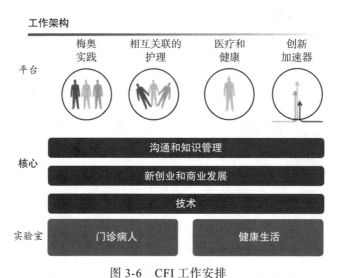

图 3-6　CFI 工作安排

难道不是车前马后？通常情况下，我们不应该先提出愿景，然后在这个愿景上执行所需的构架吗？我们正在尝试不同的方法，这正是一个对我们而言很有效的策略，在这个策略中，构架可以更有效地解释愿景而不是相反。问题的关键是，它们两个共同承担工作，而且事实上，许多迭代可能需要恰到好处的愿景和构架。有时候，构架将帮助定义愿景。我们认为，通过本节和下一节后，你会理解得更清楚。

我们的构架亮点包括以下这些内容：

◆ 梅奥诊所创新中心作为平台。梅奥诊所创新中心是围绕着四个平台或为转型而准备的战略机遇领域构架而成的：梅奥的临床实践，相互关联的护理，医疗和健康以及创新加速器。

- 梅奥的临床实践。梅奥临床实践平台包括旨在提高门诊患者和全院范围内的护理为基础的倡议，就像改善"砖与砂浆"风格的基础设施。这些倡议包括，但是不限于就诊前、就诊中和就诊后的过程，不限于空间的设计、信息收集和记录系统、护理指导和学习工具。附带说明一下，这个在梅奥诊所创新中心平台倡议过程中产生的结果，并不仅仅限于梅奥的临床使用，而是无限制地被其他医疗实践机构所模仿。

- 相互关联的护理。就像名字所指，相互关联的护理是指不需要医生在现场出现，而能加强患者护理的一系列工具，也就是说在"砖与砂浆"之外。相互关联的护理项目因为直接与患者关联，从而联通了医生和其他医疗护理提供者，或为了一个更先进的咨询，而让梅奥的医生与当地的医生联系。相互关联的护理项目吸收了网络和移动技术，它们也许是直接为普通护理服务，或为特殊的疾病和慢性疾病提供护理。

- 医疗和健康。医疗和健康的中心内容是如何最大限度地完善个人和家庭的医疗健康。健康与现有的医疗及避免疾病发生两者都有关。医疗和健康项目鼓励个人最大可能地完善他们的健康，提高他们维持或提高功能状态的决策能力。

- 创新加速器。创新加速器平台包括培训、孵化和提供在梅奥诊所全范围内可见的创新项目。平台包括一个以网络为基础的工具，用来囊括梅奥诊所员工的想法和孵化器，我们称它为"CoDE"（Connect, Design, Enable；连接、设计、启用），它的出现就像是有了一个内部风险投资公司，每年去筛选，去提供资金以帮助大约 10 个想法付诸实践。同时，在这个平台上，每年的国际变革大会为梅奥诊所创新中心的活动提供了内外部的提升空间和可视化空间。我们将在第 6 章涵盖更多与创新加速器平台相关的细节。

◆ 核心。它们包括成套的技能和服务用以支持我们的项目，并使之与组织内的其他部分或外界相联通。信息技术、沟通交流、商业发展等服务都是从梅奥诊所各部门引入的。这些资源其正式上仍归属部门管理，这样帮助我们建立了遍布组织内部的网络；但是，这些资源是服务并植入于梅奥诊所创新中心的。

◆ 实验室。这些都是客观存在的实验空间，在那里实验并验证我们新模式的原型。另外，要补充的是，梅奥诊所创新中心是归属我们行政部门的，还有一个独立的**多学科设计门诊患者实验室**（Multidisciplinary Design Outpatient Lab），这个实验室被建造成模拟真正的门诊环境，并按照我们原型的要求，在那里医治真正的患者。我们还运营着健康老年和独立生活实验室，它是一个全功能的模拟真实居住环境的实验室，它是为在梅奥诊所查特养老中心（Charter House）的老年人准备的，查特养老中心是由梅奥诊所拥有并运营的退休继续护理社区（a continuing care retirement community，CCRC）。一个新的健康生活实验室计划在 2015 年年初建立，这个实验室聚焦：测试、医疗原型，以及在家庭和办公环境下的健康服务和产品。

这时候，上述的描述有点极简而抽象；但是，我们在整本书中，都会反复回来探讨平台、核心和实验室。

我们的平台帮助我们组织我们的工作，但是如果平台没有构架的话，也不能完全帮助我们管理工作。为了达到这个目的，在四个平台中，我们确定了程序和项目。

◆ 程序。这里会有主要的战略实施，在平台内通常会针对某个护理段或一些活动的技术基础。程序包括相关的项目管理，相对于个人化独立管理，合作方式管理能达到最大化的利益和效率。在相互关联的护理中，我们拥有网络医疗（网络化的沟通、交流）、移动医疗（移动）和特殊条件下的项目，如针对孕期准妈妈的线上支持平台（妇产专线：OB Nest），以及我们针对糖尿病患者的支持项目。医疗和健康项目包括为老年人而展开的就地繁荣（Thriving in Place）项目，为学习和生活准备的学生健康（Student Well-Being）

项目，为改善社区医疗和协调资源配置而设计的社区项目。梅奥诊所医疗实践平台有个巨大的项目叫"门诊医疗实践火星计划"（Mars Outpatient Practice Redesign），重新设计它，使它看起来在效率、特殊操作性上，以及在降低成本方面得到加强。创新加速器包括生机勃勃的、不断变化的产品组合的 CoDE 项目。

◆ 项目。最后，在符合程序所划定的范围内，我们列出了包括 100 多个项目的名单。这些项目在给定的时间上，是策略上的、暂时的，可能或不可能实现。它们都在走向完成阶段的各个时期；同时，资源和测试日程命令等原因有可能使项目有阶段性的休眠期。项目名单包括操作原有的每年 CoDE 项目奖学金和支持。在最终的时候，这些项目结构与我们当初建立梅奥诊所创新中心的原有计划差距较大。它随着我们愿景的变化而演化，就如项目新想法显现了，经营的需求变化了，同时我们的部门也就成长了。事实上，目前的架构是梅奥诊所创新中心的"2.0 版本"，目前的项目在附表 B 中列举出来。附表 A 是来自梅奥诊所创新中心启动以来梅奥诊所所有实践合作部门的名单。

我们的平台、实验室和核心结构都随着我们中心而成为梅奥实体内的重要主流而增长。我们的平台已经建构得更加确定和清晰，我们在 2008 年开始有 5 个平台，现在缩减为 4 个平台，每一个平台都拥有强健的程序、特殊项目和公制专辑。根据我们的经验，我们推荐在开始创新功能之时，尽早地建立组织架构，并根据需求而演变。

梅奥诊所创新中心之路：成功的愿景

现在，在最后我们到了为创新中心准备指导性愿景，实际上也是为所有进入 21 世纪健康模式的健康变革提供一个指导性愿景的时候。到目前为止，你所有读到的历史、结构和内容已经引领到这个指导性愿景；这个愿景按照顺序指导着我们所做的所有事情。

"愿景"可以被极其简练地表述为："时刻为我准备着。"到目前，设想有可能有些高攀而不可及或难以付诸实施，但是设想真正是诉说着长期的个人和组织关系，超越一系列交易的关系，甚至成为终身的伙伴关系。如果这个感觉古怪，那就想象一下公司和组织是如此工作努力，就只是为了与它们客户的关系，这个客户关系，已经远远超越了像我们在汽车行业看到的为了修理一个破损的零件。

愿景：时刻为我准备着。

我们想象，我们能够提供一个更好的经验和更好的医疗成果，即带给更多的患者以舒适且花费更低的医疗服务，并且如果我们拥有了与顾客的持久客户关系，就应由梅奥团队提供技术和能力来加强这个客户关系。而不再是"生病了，去看医生"。新的模式应该是连续的照料，在联络的所有节点上都是"快速、友好和有效"的态度。

在一个细节稍微更多的水平上，我们也可以将我们的设想描述为"医疗和医疗服务，这里、那里和无所不在"。这是关于医疗，而不只是简单地修复健康问题。它是关于正在进行的医疗和维护的，它可以在任何地方实施，在一个移动设备上，或是远程的护理团队从多个地点开展实时咨询。运用目前和未来的技术手段，我们可以使由砂浆和砖石搭建的办公室访问变为过时，取代的是针对个人所在的居住地、办公室的医疗和护理的网络联络。

我们所有的平台、程序和项目都是支持扩展医疗服务以使之超越急性护理事件的想法的，得到在医院和医生办公室以外我们能所做到的，同时变革医生诊室或其他医疗设施，以提供更好的就医体验。这些都引领我们到实现我们的宗旨：

宗旨：

变革医疗和健康护理的实施和体验。

从受限于地理到"方方面面，无所不在"

好，这看起来非常好，但是我们如何实现呢？我们如何处置一个有序的转变，一个从现今的以场所为中心，打破并重建医疗处理模式呢？我们也在思考这些。

在图 3-7 的图表中，描绘了 21 世纪医疗模式所经历的进化——不是巧合，它也经历了梅奥诊所创新中心的三个主要实施平台：梅奥的实践、网络医疗和医疗健康。

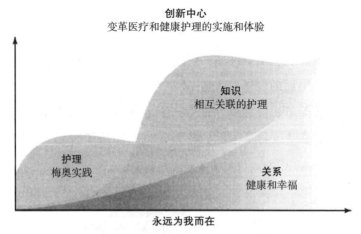

图 3-7 梅奥诊所创新中心的愿景：21 世纪医疗模式

在 X 轴上，当然我们看到的是时间，我们看到了渐进的而又持续的演变，进入 21 世纪模式。那个演变把我们带到超越了医疗护理，进而到达了仅为医疗而在的地方。演变也使以医生办公室和医院为中心转移到以患者所在的家庭和社区中心。

首先，我们改善了在梅奥医疗实践中患者的就医体验。改善了门诊设施和工作流程、就医体验、患者的知识和更好的人员合理配置，使任何患者的就诊过程变得"快速、友好和有效"。这是现今的护理模式，混合并得到加强。随着时间的流逝，我们建立了我们联合医疗的能力，使我们可以在维护和护理环节中的任何节点上，通过技术的支持与患者联络。随着这些技术的发展、再造和播散，梅奥将"在这里"的医疗实践保留在变革部分中，但是更多的护理是通过技术来实现的，这样就实现了"在那里"和"无所不在"。最后，我们发展了健康和医疗生活的概念，它超越了以往的护理的概念。随着网络医疗，这些医疗概念也可以在"在那里"和

"无所不在"中实施。

净结果（net result）是什么？我们收获的是健康和医疗护理的平衡。我们愿意把它称为"改变了护理的节奏"。这是变革性地实现 21 世纪医疗护理模式的实质。

这会在什么时候发生？我们目前把 2018 年作为目标以实现这个平衡。

向左移动

我们经常推荐我们在图 3-8 中所展示的"左移图表"，作为另一种方式来说明这种多层面的变革。与在图 3-7 中显示的一样，向着医疗和健康管理的模式逐渐变革，使用网络医疗工具，远离传统的在医疗场所实施的医疗护理。这个移动改善了生活的质量，同时降低了医疗的整体花费。

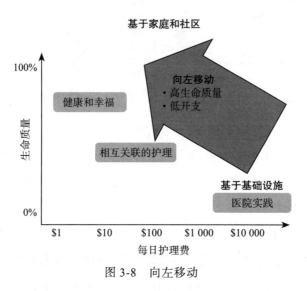

图 3-8　向左移动

梅奥诊所创新中心之路：为取胜而备的空间

现在，我们从围绕创新中心楼房的构思移动到更"真实"的方面上，在这个案例中就是指梅奥诊所创新中心的场所和实验室。我们从一开始就相信"创新需要一个特殊的场地"。

随着许多创新的努力，特别是那些名声不好的作品的证明，那些作品是在他们所拥有的空间（经常是在组织中现存的、无用的场所中，或在组织主流的运营场所以外租赁的空间）里创作的。我们在一开始就认识到在正确的地点拥有正确的位置的重要性。时间可追溯到我们建立 SPARC 实验室的时候，我们相信，我们的空间需要有设计中心的外观和直觉，而且是深度地嵌入，而且最大可能地去使之位于我们创新所涉及的医疗实践和患者个人的中心地理位置。通过"设计中心的外观和直觉"，我们需要开放的、当代艺术的，以及合作方式的空间，这样的空间可以培养创作力，领导队伍建设，非正式社交网络的感觉，这些对于交流和发展想法至关重要。以办公室（饮水机旁）的闲聊的方式的讨论，在过去以及现在，对我们来讲都是非常重要的。

贡达第 16 层（Gonda 16th）

我们原有的空间是在 IDEO 和世楷（它是一家位于密西根的全球家具公司）的帮助下设计的，后者为我们原有的 SPARC 实验室、位于贡达门诊楼 16 层的设计场所和我们创新中心的总部提供了大量的家具。将 1 万多平方英尺的创新场所设置在梅奥诊所的医疗场所中。虽然办公室的设置有些演变，但是它还是以开放的办公空间、相邻的和面对的办公桌以促进协作为特征，并且还配备了带有大桌子和玻璃墙的多个会议室和最新的计算机和显示技术设备。

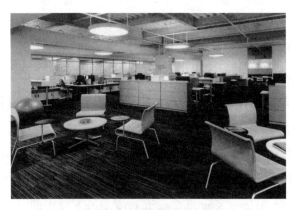

图 3-9　贡达第 16 层梅奥诊所创新中心总部

当你今天走进贡达第16层的办公场所时，你会看到在白板上、玻璃墙上和窗户上，以"写在墙上"的形式回荡着团队成员间的多种对话。开放的空间、玻璃墙、便笺贴、项目总结海报被用来促进合作和推进项目间的透明化。团队成员可以看到彼此的工作，可以逐字地看到，这样他们会感到相互的参与。有专门的房间展示和项目原型，用于加工原型的技术解决方案，例如与护理有关的项目是可视的和可体验的。

我们把创新中心称为"不会碍事的空间"，同时空间也不能成为我们的员工、相关利益者和项目实施者之间的障碍。空间的"前台"向梅奥诊所的所有员工开放，即使他们不在梅奥诊所创新中心工作，也能简单地让他们体验我们的空间，联想到一种"求异思维"的心态。我们的空间是重要的，但它是我们可以使用的，而绝不是专有的。而且，它已经成为梅奥诊所著名的演示案例，是已经存在于我们的"织物"中的关键部分。

门诊患者和老年健康/独立生活实验室的多学科设计

在更多的设计空间里，设立患者体验和创立新模式原型的科研空间是非常重要的。在这样的空间里，应该为患者做足够多的切合实际的事情，同时设立对新旧行为的正确的观察空间。为这项科研，我们有两个专门实验室在运行，同时还可以使用其他设施。

门诊患者实验室的正规称呼是"多学科设计的门诊患者实验室"（Multidisciplinary Design Outpatient Lab），它坐落在贡达门诊楼的12层（见图3-10）。那里的家具和墙体是可移动的，墙上的装饰被磁化，可以在外观和直觉上根据需要而改变，技术手段也是可以改变的，而且允许在观察和收集数据的时候建立模拟性的真实需要。所有的门诊就诊部分都可以使用真正的患者模拟出来，从等候、登记到检查室里的所有活动。

就像前面提到的，梅奥诊所创新中心还运营着一个老年人生活实验室，它被称为健康老年人和独立生活实验室，或HAIL（Healthy Aging and Independent Living，见图3-11）。这个实验室是与寇德老龄中心（Mayo Clinic Robert and Arlene Kogod Center on Aging）合作的，实验室坐落在查特养老院（一个为 400 名老人提供继续护理的退休老人社区），它与梅奥诊所罗切斯特园区毗邻、相连。这个实验室被设计成一套独立的退休社区公寓，每个公寓配有会客室、卧室、卫生间、厨房，以及中心式就餐设施和护理站。它为我们建立了"老年生活场所"项目的测试和原型，带有医疗和健康平台，同时它也被外部组织的多个科研项目所使用。

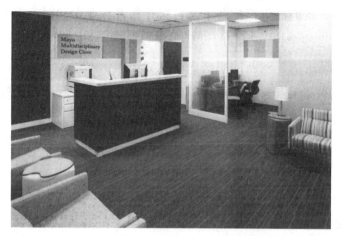

图 3-10　贡达第 12 层门诊患者实验室

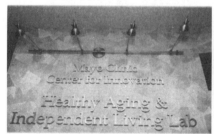 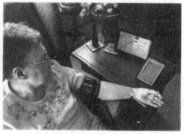

图 3-11　健康老人和独立生活实验室（HAIL）

除了原型实验空间，我们定期去会见患者，目的是为了观察和确切地理解人类学。比如，如果我们在研究住院患者的经历，我们与患者和他们在医院的家人外出聚会，甚至与他们一起经过旅行回到他们的家里来体验整个过程。设计师和人类学专家在明尼苏达州的一个小镇上与患者同吃同住几个月，就是为了更好地从社区居民的角度来理解医疗。或者设计师与他们同吃同住在大学的校区，因为患者在亚利桑那州大学，需要去理解大学生管理压力和优化他们健康的需求。

梅奥诊所创新中心之路：为了取得成功的职员

创新中心是专用的、多学科、嵌入式的团队，正好处于设计和医疗交叉点。因此，我们的组织配备了来自医疗保健行业内和医疗保健行业外的不同个体，这些个体给我们的设计和项目管理带来了广泛的技能和动力。参与我们团队的人喜欢新的想法、改变和不满于现状。他们可以忍受创新所带来的歧义和混乱，他们可以综合外面世界的经验教训与医疗现实，进而创造出成果。

随着时间的流逝，我们从早期 SPARC 实验室的 4 人成长为 60 人的团队，团队人员分布如下：

- 服务设计师（14 人）；
- 创新协调专员（5 人）；
- 行政助理（4 人）；
- 临床助理（4 人）；
- 项目经理（13 人）；
- 平台经理（4 人）；
- 技术分析和程序师（5 人）；
- 医疗主管（5 人）；
- 经营发展经理（1 人）；
- 医疗和行政主任（2 人）；
- 运营经理（1 人）；
- 设计战略专家（1 人）；
- 财政分析师（1 人）；
- （没有提到的）其他人则来自护理、法律、系统和诉讼、医疗支持服务和人力资源。

职位描述：服务设计师 II

岗位介绍

作为创新中心的一员，设计师针对医院的外观到梅奥医疗服务的实施，为不同的科室、部门和委员会提供咨询。设计师运用以人为中心和"设计思维"的参与艺术方法来确定得不到满足的患者，了解服务提供者和组织的所需，创建新的服务内容或经营类别来更好地满足这些需求。这些方法包括进行观察研究、采访和研讨会。承担内部和外部的科研活动；创建概念性架构和制定相关的研究数据，合成见解；使用清晰和动人的可视化方式与项目的支持人员沟通所发现的和项目内容。大多数项目将是跨职能性质的，这将涉及与来自其他领域的人分开和分享责任以及解决问题的纪律性。设计师是内部团队成员，与其他的设计师和项目执行者，以独立和合作的方式参与项目中的各个阶段。

最低的教育和工作经验要求

硕士学历，涉及图像或工业设计；通信；或其他相关领域。并且要求有四年的项目设计管理、设计师或其他创造性努力的工作经验。或是学士学历，涉及图像或工业设计；通信；或其他相关领域。并且要求有八年的项目设计管理、设计师或其他创造性努力的工作经验。必须建立和维护对主要操作系统、所有的法规、程序和组织内客观条件的理解。要有优秀的个人能力，包括演讲、谈判说服力、团队促进力和优秀的写作沟通能力。

设计师需要具备独立管理多个优先项目所带来工作任务的能力。必须能够优先工作，列出问题特征提纲和整体的紧迫性。必须有咨询、设计、构建调查、发展和植入在财政和运营方面令组织满意的事务解决方案。因为设计师的工作是复杂的，要求在多个高度优先的项目和某些时候员工拒绝改变的环境下工作，所以对优秀的时间管理能力和判断力有要求。

附加的经验或资格考试

要求有创造性的问题解决能力。一份好奇的意识和热情的职业道德。要求在设计工作线和设计科研方法的工作经验。具有运用有意义的科研来丰富设计过程的热情。对容易引起歧义和复杂的问题有适应的能力。有在广泛的职业性和纪律下高效率工作的能力。用高效率领导复杂项目的能力来展示项目管理经验。有制造粗狂原型的能力。熟练使用 InDesign、Photoshop、Illustrator、Flash 或 Dreamweaver（网页制作工具）软件。能够以正式和非正式的演讲清晰地向同事和客户来诉说设计工作的含义。可以成为新员工、实习生和培训生的帮带老师。深刻理解核心组织流程、临床操作和支持部门。可以与自己的客户群开展独立的咨询工作。

我们也植入了核心资源，包括一位经营发展经理、IT 专家、沟通交流部门成员、项目经理、图像设计师和媒体专家。当然，这个团队包括医疗保健团队成员，如护士、医生、处方护师、助理医师和临床助理。

正像前面提到的，我们非常自豪我们拥有的多样能力和经验。相对梅奥诊所的整体员工，我们的成员在许多方面独一无二，她们年轻，多数是女性，而且她们多数具有多个移动的职业轨迹。大概 50% 的员工是来自医疗行业外的领域。我们带来了多样的天赋，像建筑、社会人类学、时尚设计、人种学研究者和 IBM 的前外围制造工程师。我们强烈地感到，这些多样性添加了我们去构造、解决问题和创建真正的人性化体验。

还值得一提的是我们团队的文化气质。当工作职责和部门结构一旦认真地确定了，我们就用松散的、比较非正式的如"饮水机旁闲聊"的方法去工作，而不是像其他组织，甚至也不像梅奥诊所组织内的其他部门。我们限制了组织结构的等级和官僚主义，我们在尽可能的情况下赋予个人自主权和灵活性。每个人都是第一名；我们的工作空间是开放的，我们的沟通、交流是开放的，并且尽可能地使用非正式手法。我们的办公空间是舒适的——不仅对于我们自己的员工如此，对于那些来自自己组织内和外来的参观者来讲也是舒适的。重点是放在协作和任务上，而不是放在组织结构和手续上。

梅奥诊所创新中心之路：建立伙伴关系、网络和外展

几乎在任何组织，伙伴关系提供了可能的外展资源和知识基础以完成任务。想法的互换和资源的共享，典型情况下使双方伙伴比没有伙伴关系

更好地完成任务。这就是"双赢"的伙伴关系推动了进程和战略性的资源分享、智力性资产或品牌。

我们在梅奥诊所拥有与较大创新项目建立伙伴关系的概念。我们知道，我们有品牌价值去提供，而且在一些案例中，我们可以为合作者提供创新和解决方案供其使用，甚至他们可以申请注册，这样也可以给梅奥诊所带来源源不断的收入。合作伙伴可以帮助带来资金、智力财产和他们自己的经验；在一些案例中，他们可能提供检测设备，这样加速了我们的项目。

我们的合作伙伴来自商业公司、非营利机构、协会、教育部门，主要部分来自美国，但有一些是来自海外。在一些案例中，我们与特殊组织形成合作关系，像与思科公司在远程会诊项目中的合作。另外，我们与可以提供不同资源和经验的伙伴形成联营体，就像我们在 HAIL（老年健康和独立生活实验室）项目上的合作一样。现在 HAIL 联营体是由四个伙伴组成的团队，它们来自不同行业并且带来不同的资源和经验：

◆ 百思买（Best Buy），电器销售商，是我们的财务伙伴。

◆ 好心人协会（Good Samaritan Society），提供老年服务和设施，在全美有 240 家社区机构。

◆ 联合健康保险（United Healthcare），美国最大的健康保险公司。

◆ 通用磨坊（General Mills），世界最大的食品公司之一。

在 HAIL 这个案例中，经常性联营体之间的联络帮助 HAIL 建立了战略方向，确定了实验和财务投入，引领客户发现洞察力，从而帮助所有的组织加速产品和服务的创新，并使之商业化。联营体每年会面两次来审阅结果和确定未来的战略。

创新过头：外部顾问委员会

除了由资深临床和行政领导、患者组成的内部顾问委员会（Internal Advisory Council, IAC）监察外，在成立梅奥诊所创新中心的时候，我们也建立了外部顾问委员会（External Advisory Council, EAC）。这是个不同的团队，由来自设计领域的思想领袖、技术专家、广告专家、生意人和医疗健康领域的专家组成，每年开两次会，在会议当中根据需要经常会提供咨询。

外部顾问委员会帮助我们着眼外面，去寻找有效的合作伙伴和联盟。目前，外部顾问委员会有 9 名成员，包括：拉里·基利；IDEO 的行政总裁蒂姆·布朗；加州大学洛杉矶分校创新中心主任莫里·寇耶博士；世楷前行政总裁吉姆·哈科特；世楷科研主管特瑞·外斯特；Richards 集团主席斯坦·理查德；以及瑞贝卡·欧尼，Health Leads 的创始人和行政总裁，Health Leads 是一家针对低收入家庭提供健康医疗的非营利代理机构；以及一位不愿意公开姓名的成员。直到最近，他刚刚过世，他是耶鲁大学的终身员工：威廉姆·德伦特尔，他是外部顾问委员会的宣传者和活跃的财务支持者，我们同时也怀念他的睿智。

外部顾问委员会提供战略方向、外部创新的经验和经历、外部的联系、对新想法探测的反馈、方案和战略。委员会成员充当指导老师的角色，同时提供内部和外部实体的"空中掩护"（air cover）来帮助说明所采取的战略，并获得牵引力。

外部顾问委员会为梅奥诊所创新中心的发展有不可估量的价值。我们推荐在复杂的组织或行业内的任何创新中心，都应该成立由外部人员组成的顾问团队。

梅奥诊所创新中心之路：融合创新的方法

在这点上，要用时间来标示从"为什么、谁"到"如何"的变迁。梅奥诊所的创新中心是如何推动复杂的任务而进入变革性创新的。现在，我们知道 21 世纪的医疗模式，以及一些阻碍创新的内部和外部路障，还有我们是如何创建梅奥诊所创新中心来清除这些路障并实际到达目的地？

本书的第二部分解释如何去做，同时第三部分用更深刻的案例和方法来帮助你去模仿我们的成功。作为开始的方法，在这里我们展示作为梅奥诊所创新模式的一部分，我们多次称呼它为融合创新模式的"建筑石料"，在图 3-12 中对其有描述。

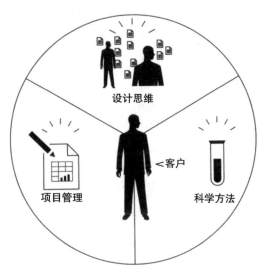

图 3-12 融合创新模式

现在，经过认真思考后，我们认为，在创新模式这里，我们没有许多坚实的科学。但是，它提供了一个指导环境和各个学科中的平衡，我们感到这些对于成功是非常重要的。例如，我们不想越过技术的边界。技术经常是"解决方法寻找问题"，万全之策是闪亮和扣人心弦的，但是如果没有操作正确和丰富的创新内容，也会浪费许多时间和精力。技术应该是支持战略，这不是在其本身的策略。我们视技术为必需的，但单凭技术是不够变革体验并进而实施医疗服务的。

所以，对于我们所做的事情，技术是赋予者和必需的，你不能没有战略而拥有技术，通常情况下，你也不能在没有可能技术的情况下去制定战略。当然，客户是我们所做所有事务的中心，而在以往没有如此之多的工作人员将患者视为我们首要的客户。同时也可以讲，我们的客户也可以是供应商、自己的员工、财政支付者和其他系统内的成员。

这样看来，我们的创新模式留下了三个关键要素：

◆ 设计思维。我们会在下一个章节展开描述，但是设计思维意味着使用对客户深刻的理解来架构一个问题，然后运用有条理的创造力去产生洞察力以解决问题。

◆ 科学方法。在这个上下文的科学方法是理性的、严谨的、数据驱动的，结构性的实施是基于假设、实验和合乎逻辑结论的基础上。在把一个想法推入市场之前，成功必须通过一系列的设计和实验循环来展示出来。对于我们临床医生部分来讲，遵循这些步骤是特别重要的。

◆ 项目管理。最后，一个精确的项目管理纪律涉及强有力的领导，以及沟通交流对于创新模式来讲是成功的关键。

所以到目前，我们处于关键点就像橡胶与路面结合的地方。在最大的直觉里，我们的创新是运用技术和过程去为客户完成重要的事情。但是，我们如何从这里到达那里呢？客户需要什么呢？我们能够提供什么新技术和过程呢？我们又能如何确定我们的实施真正能解决问题呢？我们又能如何确定以一定的方式去创建它，保证它是正确的，而且是符合我们的所有预期的呢？我们又能如何确定创新可以按时完成实施呢？

这是在图 3-12 所展示的三个元素，即设计思维、科学方法和项目管理，它们是真正地被一起实施的。在实际中，就像我们所看到的，它们是分开独立的。

结果是，我们"融合"了这三个因素而合成趋势去实施创新，为此我们称为融合创新模式。我们认识到，如果组织不能推动的话，好的想法也没有很多价值。融合性创新模式是以客户为中心，但它部署了精确的、平衡的对设计思维、科学方法和项目管理的约束，使这些因素成为真实。这些平衡能帮助我们始终处于为各个项目提供最好的结果以使组织实施这些结果的过程中。第 4 章将涵盖融合性创新模式。

梅奥诊所创新之路：创建一个创新的氛围

我们在每章最后没有提供小结，但是，我们想在这里总结梅奥诊所创新中心的一些明智的关键想法（也是为了你自己创建的创新中心），这些想法可以作为进入随后更多流程的相关资料的起点。这里有一些摘要：

◆ 嵌入、物理性和隐喻性。在我们的案例中，梅奥诊所创新中心和商业中的运行部分需要紧密关系的表现。比如，在梅奥诊所创新中心和医疗部门之间。

◆ 从一开始就拥有值得信任的领导者。梅奥诊所创新中心的领导者来自梅奥诊所大部门的领导。所有的领导者都有重大体制的公信力。

◆ 对目的有清晰的视野。没有目的，你们就没有项目，也就没有创新。声明出你的目的、原则，并把它们作为每个人的指示灯。

◆ 设计思维。结构性的创造力趋向于创建一种对客户需要的深刻理解。

◆ 多元化的团队成员。梅奥诊所创新中心吸引了广泛的和深度混合的人员，设计师和运营专家们都受过外面组织的培训，并有相应的认证证书。

◆ 建立一个引领组织的 EAC（外部顾问委员会）。这不只是个掌舵的委员会，这是由个体组成的团体，这些人员可以提供专业知识和协作。注明这个 "E" 代表着 "外界"，而不是 "行政"。

◆ 给组织提前打预防针。通过提供资源，沟通、交流有关创新的观点，在组织范围内播散创新的种子。

◆ 构架。在开始的时候，遵循梅奥诊所创新中心的视野，建立一个工作构架，然后在必要的时候发展它，围绕视野建立它的组织与它自己的沟通、交流。构架是非常重要的。

◆ 创建战略合作伙伴关系。请不要低估谁愿意成为你的合作伙伴，以及他们能为你提供什么。合作伙伴关系可以提供从资金、经验到文件柜等所有东西。

◆ 平衡。在万全之策上不要过度。例如，技术（"让我们把所有的东西都放在网络上"）或项目管理。

◆ 乐趣！当做到正确的时候，创新是非常丰富迷人的和令人兴奋的。来我们创新中心看看，你就会知道我们所指的了。

第二部分

大处着想，小处着手，迅速行动

THINK BIG, START SMALL, MOVE FAST

第4章

融合科学严谨思考的设计

融合性创新模式

如果我询问我的顾客他们需要什么？他们会告诉我"一匹快马"。

——亨利·福特

福特所引用的"快马"是创新历史上陈旧的标准，而且它对于你所熟悉的创新文化没有任何新意。我们把它带给你并不是为有新的启示，而是将它用作架构我们思维的途径，从而介绍我们的创新案例是如何组成的，即梅奥诊所创新中心是如何实施和实现创新模式的。

当然，从狭义角度去想，我们引用"快马"的主要想法是我们真的不能成功地确认顾客真正的需求。那么，这导致的结果就是，创新将偏离初衷的轨道。任何创新如果忽略事实、深度或"潜在"客户的需求，那就将会失败，成为一闪而过的新想法，或鬼花招，或小的工具，或不能给客户创造价值的产品。

我们知道，即使我们询问了患者什么是他们所需要的，仍然会暴露出我们糟糕地错失创新的风险。这是为什么？因为在许多案例中，许多客户不能告诉我们他们真正的需求。所不同的是，他们试图把答案以原有的固定模式，或以可能熟悉的方式表达出来，就像我们上面引用的"快马"。

在梅奥诊所创新中心，我们往往是在立即的和显而易见的需求之外去找寻。我们必须这样做，因为医疗健康服务是非常复杂的，而且它有许多快速变化的组成部分和技术复杂性，对于大多数客户来讲，就非常困难地说清他们真正的需求，尤其是在已经固有的架构中。再者，大部分客户已经很长时间地生活在这个医疗体系当中。这所产生的结果就是：他们降低了期待，局限了可能的眼力。这样，开阔视野，提升超越客户所期望的医疗服务水平的责任落在了我们身上。

医疗健康服务本身带来额外的复杂性。保留独特且坚定不移地专注于患者，客户需求是非常重要的，但这些也不够：它不能完成重塑医疗保健服务的工作。这是为什么呢？部分原因是因为我们工作在一个大型组织当中，医生和卫生工作者处在一个客户需求不断的领域，在那里，任何把产品运用在风险当中的做法都会被认同为与传统悖逆或者不可接受。除此之外，我们也在为了家属亲朋的愿望、二级医疗供应商、政府职能部门和其他人所工作，而所有这些人都可以在我们的工作上指手画脚。除此以外，变革是好的事情，但前提是我们已经证明，我们知道我们正在做什么，而且我们已经考虑了不同的后备方案。毕竟，患者的生命是随时会遇到危险的。如果我们牺牲长期的健康结果不计，而为了短期内满足甚至取悦是完全不可取的。另外，正如我们已经提到过，世界已经有无数的眼睛对医疗健康消费闪着绿光。变革的底线：一定要满足我们的客户，所有客户。

因此，在这种复杂的背景下，我们在早期必须决定我们如何创新。我们如何提供卓越的客户体验，同时还满足内部需要，科学严谨地规避风险以求前进？我们如何让每一个屈服于"组织的抗体"，经历了分拆，历经了拒绝，甚至可能永无出头之日的项目被提到日程上来？

从头开始

我们从一开始就精心思考。我们需要一种方法、灵活的流程和开放的胸襟以使自身能够去变革创新，而且创新具有完备的结构，足以满足传统医疗实践的需求，甚至超越现在的广阔而根深蒂固的全球医药领域。

我们开始了我们的 SPARC 实验室，有医学顾问参与，并有像 IBM、3M、宝洁、嘉吉公司和领先的创新者参与，他们都在相似的复杂行业中学习和观察什么是一样的，什么与他们的情况有所不同。我们将这些合作者的经历和我们自己的早年经历合成，进而引导出这一点：要得到真正由客户驱动的变革创新，将这些解决方案付诸实施，我们需要一个既严格又能真正了解客户需求，同时又具有灵活性的过程。而在这些解决方案把它们推向市场之前，必须清晰地标明其科学严谨性和经过了测试。我们不能把自己绑定在不必要的惰性和官僚作风这种印象上。

我们需要一个"大处着想，小处着手，迅速行动"的过程。

真正的事实是，我们寻求一种模式用于创新，而不是寻求一个严格定义的过程。这种模式将是深受客户驱动，极具创意，同时它又具有科学性和结构性，足以提供严谨的和覆盖组织的基础。如果模式过于宽松，没有人会买账的；我们也能创造很酷的想法，但绝不会把它推向市场。模式弄得太紧张，则很少会有什么创新出来，或者充其量，我们会被增量及流程驱动的创新所束缚，而局限在只调整已知的东西中。

从所有这一切，我们实现了我们称之为"融合创新模式"这一成果。这种融合创新模式"融合"了重要的设计思想、科学方法和项目管理，使之变成了一个我们所有操作都遵循的思想过程。这个模式也建议一个流程，这个流程用于处理一个计划，但它不指定必须用它。我们看重融合创新方法的精神和气息，并不是将它用作定义过程的"字眼"。由此产生的平衡性和灵活性更是有机的，它给我们的设计师、项目经理和医生更多的自由去探索、设计和交付创新的变革，同时避免了官僚主义的触角。

融合创新模式让我们从"大处着想，小处着手，迅速行动"。

这一章是专门介绍和说明融合创新模式背后的设计思想、科学方法和项目管理的关键原则。我们也将用较短的篇章介绍我们采取的广义流动来推进项目。在第 5 章和第 6 章，我们将添加"输血"组件来讲述我们如何滋养融合创新，并保持创新活动的连接和与相关部门的配合。最后，在第 7 章，我们将介绍我们如何发展领导模式来管理实践中的创新。

形成了融合创新模式

从一个组织如梅奥诊所这里，你们中的大多数可能会期望看到一个深刻详细的、结构化的创新过程项目报告，它应该立足一切数据和多次冗长的任务性质的会议。工作在大型组织中的大多数读者，你们可能经历了这种类型的过程。

其原因是清楚的。创新者必须对他们做了什么负责任。每个人都想要测试、证明想法，已通过的想法必须满足所有的利益相关者，这是没有例外惊喜的。每个人都希望他们有很好的投资回报，有一个健康的投资回报率，尤其是当有大量的投资人购入股权的时候。没有人想要一个流氓团队提供一个偏见或者滞销的创新或产生了代价高昂的错误。总之，创新使组织很紧张。

除了围绕投资和变化所带来的一般紧张，创新也会带来更多的问题，需要去平衡组织所部署的任何创新方法或模式：

◆ 直觉与科学。直觉，如果没有证据，可能是错误的；科学无直觉，也可能错过机会，并拖时太长。

◆ 速度与精度。如果速度没有足够的精确度为伴，将导致不可接受的错误，使生命处于危险；精度如果没伴有速度将错过机会。错误的事情即使做正确了，依然是错误的事情。

◆ 结构与自由。结构带给方法确定性；自由允许开放的思想，包揽了更多的机会，并减少了惯性。

◆ 由客户驱动的创新与由流程驱动的创新。由客户驱动的创新更容易变革现有的市场；由流程驱动的创新可能会错过变革的掘金。在许多组织中，该过程变成客户。如果创新服务一个过程而不是客户，就会导致不太可能的成功，而且更容易消耗资源。

◆ 已知与未知。我们寻求一种模式将带我们进入真正的未知中，那会将尽可能多的"未知"变成为"已知"，但是，那也不会使我们陷入"已知"中。

◆ 风险与确定性。确定性肯定的是好的，但它耗时太长，而且它可能被制约。显然，我们不能接受太大的风险，尤其是生命处于风险的时候，但是，当生命没有风险的时候，我们愿意冒险地向前发展。

◆ 创新与业务限制。简单地说，好的想法有可能需要昂贵的花销来实现。但是，如果我们总是让业务限制压制好的想法，我们最后的努力将受到影响。有些时候，缺乏一个明显的商业模式不应该停止激进的创新时代。其中伎俩是要知道何时以及你的组织可以忍受多少次。

◆ 创新与效率。无情强调效率可能使组织缺少创意；这样的组织将成为程序化，不进步或无行动。我们会变得非常有效地去做错误的事情。

◆ 离散与连续。注重流程的组织倾向于监管大部分的活动，包括创新，将之作为一系列离散有序的步骤。以相同的顺序开始一个任务，做任务，完成一个任务，检讨，并开始下一次，永远，永远。重点放在了"启动"以及任务与任务期间所发生事情的"结束"。与此相反，"连续"实施具有回顾和要点检查过程，但也可以同时做几件事情，或者它可以返回较早阶段，以发现和开发新的东西。

◆ 迭代与线性。类似上面：一个灵活的流程允许医生、设计师和项目经理去探索或实验早期发现的东西。创新可以通过同一个"台阶"数次。相比真正的发现来讲，顺序是不那么重要的；创新有更多的自由"去任何一处项目把他们所带到的地方"。

这些紧张关系似乎是显而易见的。然而，我们观察到，在复杂的组织中的创新，其趋势是随着时间的推移，创新变得更结构化和流程驱动化，即使它在刚开始的时候不是那样。在某些情况下，客户是很少注意到列表中的目标的。在几个公司参观时，我们发现了他们陷入了陷阱中，在那里成功几乎与产生专利的数目完全画等号。公平地说，专利对许多组织来讲是必不可少的，但毫无疑问，其中的一些专利尖端追求的是服务于一个流程，而不是将之实际实施到市场中去。在大型组织中，要求计划好并且反复重新评估该模式，目的就是要纠正创新对过程的浮动多于对创造力的浮动。

在梅奥诊所，在发展创新模式当中，我们力争要成为任何可能，而不是扎堆的专利。力争成为任何模式的组织，而不是那样的组织，在其中，"创新为流程服务"，而不是流程服务于创新。在形成这样的想法的过程中，早期与 3M 公司的讨论使我们特受启发。我们参观了 3M 公司设在圣保罗的总部，去学习如何在庞杂的组织中定位创新。3M 公司刚刚经历了从 CEO 詹姆斯·麦克纳尼（最初来自 GE 公司）到乔治·巴克利的过渡。麦克纳尼曾将创新部门和质量改进部门合并，他实施的是"狠狠强调效率"。巴克利有不同的看法，他试图恢复文化以带动增长，特别是在当今重要的"想法 – 基础，痴迷 – 设计的经济中"。3M 团队指出，流程和质量改进"要求精度、一致性和重复性"，而创新需要"变化、失败和运气"。

有了这些讨论和观察的结果，我们开始解决"紧张"名单，从而支持更以人为中心的灵活模式以受理客户深层理解和创造性的解决方案；同时，还秉承了以科学为原则；并且与此同时还能提供足够的结构以用于操控。我们强烈地认为，过多的结构和过程将会是负担，而不是祝福，并会削弱我们的结果。同时，在梅奥诊所，质量管理已是另一部门的职责，那么我们就可以自由地追求真正的以客户为中心的创新。

这一切把我们引领到融合性创新模式中。

什么是融合性创新模式

融合性创新模式是一整套真的思维方式和思维过程。

作为一个思想的过程，它融合设计思维、科学的方法和项目管理的学科成为一个整体。如在上一章结束处，如图 3-12 所示，三个指导原则是"融合"一起工作，而不是单独的。

真实是这样的，这是一个禅宗般吸收了融合学科的"真理"，作为单一的原则，郑重地承诺到一个单一的指示光线。它不是一种学说或宣言或清单，我们不是按照每次一个学科，比如周一和周二是设计思路，在周三和周四是科学方法，周五是项目管理。我们所做的一切都是在所有时间里使用所有的三个学科。这似乎是理想主义的，但它不是。我们每一天都让自己基于这一原则；它帮助我们实现平衡和更有效地实现我们的创新。

融合创新模式融合三个不同的学科：

- 设计思维。是融入了客户深层次共鸣、创意设计的理解和业务上的约束，以及市场洞察力所能达到的。
- 科学方法。努力把可控实验和可测量证据作为无偏和行之有效的解决方案。
- 项目管理。一个项目在一个可控的和明显方法下向前推动，与时间表和一整套结构化路标、阶段相吻合，以确保它是按照已设定的目的实现。

在本章，针对以上的这些学科来进行解释和举例说明。

融合性创新模式是以客户为导向，而不是以流程为导向。流程融合，自然达到客户目标和组织目标。当你被客户，特别是组织内部和外部的"大"客户认同为正确的时候，你就越有可能达到了正确。

总有一天，融合性创新模式会实现了我们的期望，客户和客户体验平衡，以及过程和过程的严谨性。这种有机的平衡有助于我们克服组织障碍和使项目速度放缓的阻碍，而给我们带来更多的发现和更迅速地使创新脱颖而出。最终，我们相信这将是变革伟大的梅奥组织和实现第 21 世纪医疗模式的最佳途径，也是将创新引入任何复杂环境的最佳方式。

我们相信，融合性创新模式将会：

- 实现更大的合成。融合创新模式融合了梅奥自己的经验和文化，以及我们从 3M、宝洁、IBM 和其他大型的组织，还有我们在多布林、IDEO 和其他创新专家、思想领袖那里所学习到的东西。（IDEO 是全球领先的商业创新咨询机构。）
- 是简单的。它不是一个硬性的"流程"，而是一整套灵活的心态。
- 为技术带来正确途径。技术是拥抱，它服务创新和战略，但远远超越技术本身的结束。
- 解决冲突。融合性模式从一开始就是关于平衡，不是"设计"，也不是"科学"，也不是"管理"。真正的重点是客户，而不是流程。

◆ 服务各方。患者体验赢了，但同时获胜的也有那些持科学态度和怀疑态度的人，而不仅仅是患者也有我们的支持者和纳税人。

◆ 有一定的自由度。项目团队可以想象、创造和实验，而不必经过精确的公式。过程服务创新；创新不服务流程。

◆ 具备灵活的项目性质。一个刚性的过程并不适用于所有。相反，有许多种类和大大小小的许多项目适用于怀疑者。这是一个为思维引导的结构框架，不是一个严格的检查清单，使我们的人们（都是不同的人）更容易对内展开工作。

◆ 挣脱组织障碍和惯性。这是最好的特点：融合性创新模式是真实的客户真正所要的，我们所能提供最多的。同时，它是有趣的、迷人的，也给我们带来了创造性挑战。它也使管理更有趣。

◆ 使我们的团队和人员相互信任。而不是严格的规范或协议，我们允许我们的团队用他们认为合适的方法灵活地去实施项目。我们相信我们的团队，在一个创新之前、之中和之后，是彻底及聪明地评估客户体验，如何用实验数据来验证它、如何确定过程以及得出成果。

从这里，我们将描述梅奥诊所融合创新模式的三个融合学科，即设计思维、科学方法和项目管理。讨论会稍微偏重于设计思维，因为它也许是我们模型中较少的有形成分。科学方法和项目管理不是不重要，只是因为它们往往已经被更多的了解，已经被大多数组织所使用。

什么是设计思维

这本书第一部分带给我们的故事，是从梅奥创新的最初日子到早期的创新中心，以及我们力主带来一个全新的、更好的、以经验为驱动的护理模式。当我们开始征程的时候，我们知道，我们必须制定一个经营理念（方法）去探寻世界以及在其中定义转型式创新。

早期，我们与 IDEO 合作，其口号"我们通过设计创造影响"引起了我们的共鸣。我们与创始人戴维·凯利以及蒂姆（现任 IDEO 总裁兼首席执行官）会面，他也是《改变源自设计》的作者，这本书是对设计思维话题的一本优秀读物。蒂姆·布朗也是我们创新中心的外部顾问委员会成员。

IDEO 已经把设计概念进化：从一个通过主要战术、分析过程把所有事物放在一起以使其工作，并使它按照一些预定义的规范或要求，看起来好些。转变为包含更多战略意义的理解人与组织需求和行为的事务。对于 IDEO，这些概念都集中在其所谓的设计思维中。

设计思考方式，用 IDEO 的话来讲，"就是将把人类视野中焦点的和技术上可行的、经济上可行的事物理想化地放在一起"。设计师设计的作品可行。设计思想家开始获得认可，包括客户的需求、被认知的图案，以及开发这些需求的一种强烈的直觉。随后，设计师将使用设计工具和一个合理的测试、验证，来验证最初的设计概念。重要的是，你不必作为一个设计师去理解与运用设计思考。这是一门学科，是有形的知识，可以教和学。

我们认为，设计是战术，同时设计思维增加了战略要素，把发明转化为创新。这些元素将创新转化为变革性创新。对我们来说，设计思维始于顾客，它不仅包含客户的理解，也有他们深切的共鸣。它增加了我们所说的语境应用创造，这种创造力应用了对客户真正的理解以及在技术、业务和组织需要约定范围内的功能。

维基百科为我们所定义的设计思维（design thinking）工作是：

设计思维是一种能力，它联合了问题情境的共鸣、见解和解决方案的生成能力、理性分析和适合所需的解决方案的能力。

专家论设计思考

蒂姆·布朗是 IDEO 的总裁兼首席执行官，他定义了这种设计思维方式：

"设计思维是以人类为中心的创新，是从设计的工具包中将人的需要、可行的技术以及商业成功的要求整合在一起。"

多伦多大学罗特曼管理学院院长罗杰·马丁说："设计思维是平衡分析思维和直觉思维，使组织能够利用现有的知识并创造新知识。采用设计思维的组织能够有能力和有效地促进知识，实现持久和再生性竞争优势。"罗杰·马丁的一条名言是：在这个新经济时代，赢家将是能够重复思考的思想家，而不是重新挖沟者。

说得很好。对于我们卫生保健行业来说，是停止挖更深沟的时候了。

在探寻概念风险的时候，融合性创新模式并不只停留在设计思维上。相反，它将设计思维、科学方法和项目管理集成，为事情朝着正确的方向发展，提供专业设计标准。设计思维是成功秘诀，通过了解和服务客户以及业务的需求，探索各种可能性，以使未知成为已知，设计思维使创新成为真的很重要。科学方法进行严格测试，项目管理将已知的向前推进，使之成为可能。

暂停并举例说明

作为举例说明的方式，我们会花一点时间，绕个小弯路，举几个我们实际做的例子。我们将使用这些示例作为框架，来探讨融合性创新模式的基本原则。

第一个是我们的哮喘医疗相关的应用程序。这是个已经实施的项目，并且获得了爱迪生创新奖。其主要目的是如何帮助青少年哮喘患者更有效地管理他们的情况，以及与他们的医疗团队直接联系。第二个是智能镜，它是一个处于工作原型阶段的项目。两者都不是连接服务平台的一部分，两者也有明显地嵌入医疗和健康的平台之中，因为它们是真正为了在一个持续的基础上，在医疗服务之前和之后，以提高医疗和健康的设计。第三个项目是我们的"杰克和吉尔房间"，这是我们梅奥诊所实践再设计平台的一部分。作为我们一个早期的成功，"杰克和吉尔房间"重新设计了传统的患者体检室，改善患者与医生、工作人员的互动，它允许将家庭成员和其他人带进更舒适的配合过程。

保持联系：哮喘护理应用程序

哮喘护理应用程序（见图4-1）是在2011全年和2012年年初进入设计测试阶段。"小小相架"的目标是为那些年龄多在13～19岁、患有慢性和"持续性"哮喘青少年患者创造的一种健康养生方式，他们在一个星期内需要治疗两次或更多次。通过应用程序，患者随时与医疗提供者连接，他们的健康和医疗效果就会提高，他们会避免身体状况突然恶化，以及由此导致的去医院或急诊室就诊。

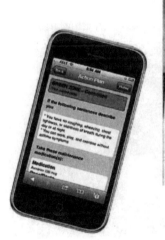
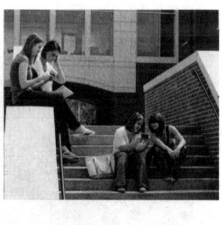

图4-1　哮喘护理应用程序

"大图景"的目标就是要展示连续性的、链接性的医疗以通过本地化的护理管理应用程序，为更广泛、多样化的慢性病服务，使患者与医疗团队"异步"进行拴链，方式是数据交换、短信和必要的（实时）"同步"。我们认为，随着相关医疗程序的连接，青少年会感到有力量，医疗提供者将会有更多的数据用于决定，可以前瞻性地预见以前看不到的趋势。最后，我们的直觉被证实了，我们学到了很多关于有效的远程疾病管理方法，包括如何连接到这些患者。

哮喘护理应用程序显示了我们如何转变医疗服务，把重心从传统的、以医生为基础的诊疗室转移到日常生活和患者的流动上，转移到他们的家庭、工作场所、学校和社区中。

看自己就像别人看你：智能镜

智能镜是一个专为老年人设计的原型镜（见图 4-2）。智能镜像浴室的镜子，它被连接到一个患者照镜时站立的小垫子上，常发生在早晨"为一天做好准备"例行程序中。镜子有一个电子显示屏，它不仅与地板的小垫子相连，也与手机网络相连，用于发出通信信号。镜子显示屏提醒用户口服应该服用的药物，当用户确认服用了药物，镜子再收集数据。这时脚下的垫子也会收集患者体重数据。

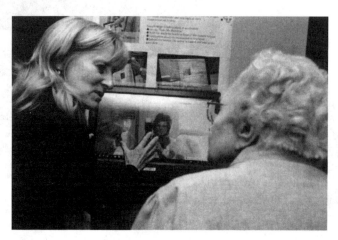

图 4-2　智能镜

数据可以被传送到负责健康管理组织中的看护人员那里去。而且，也可以选择将数据发送到医疗行业外的人员，比如使用者的家人，他们经常留意患者的活动和表现。护理人员可以检查体重来作为制定饮食的依据，或给充血性心衰的患者确定正确的用药剂量。像哮喘护理应用程序，这个概念有更多的使用范围，不仅是老人，而且有更广泛的患者空间，像除了老年疾病外的慢性疾病、皮肤疾病等。配备了广泛的数据收集工具，包括纳米技术和嵌入式患者感受器，这些可能性带来了使用上的无限性。另外，哮喘护理应用程序，它的重点是在保健和健康上，而不是以往传统的医疗服务项目上。这个项目的原型是在梅奥诊所创新中心的老年健康和独立生活实验室开发出来的。

这两个模型都纳入了可行性技术，从而使更多令客户称心的可行性模型涌现了出来。此外，重要的是，随着保健行业终于赶上了其他行业所提供的技术，并且能很好地集成到流程中去，可行的商业模式开始出现。

重新思考门诊患者检查室：杰克和吉尔诊室

在一定程度上讲，哮喘护理应用程序和智能镜是为了减少对门诊就诊的依赖。但是当就诊发生的时候，我们自然会寻求最好的经历。所以，我们创建了一个项目去检验患者与医生的互动，以使身体检查和对检查结果的讨论过程进行得更舒适和多产，这些不仅仅是为了患者，也为了医生和其他工作人员，也包括到场的患者家属。这个项目的构想是基于这样的事实，自1900年来，在外观上门诊诊室除了家具和装饰以外，没有真正大的改变。正如我们所见，这个项目的名称就是我们在发现中找到的，而不是在开始的时候就准备好的。

梅奥诊所创新中心的设计团队通过调查医患的互动以及家属的参与度便很快发现一些问题。计算机设置在那里，医生可以很容易看着它，而不是看着患者。诊室的空间对家属来讲，过于狭小且被检查床、更衣区、洗手池和检查工具占用，即使大多数的门诊检查倾向于展开患者病史和症状方面的谈话，也都准备着那些检查工具。事实上，我们的调查发现在门诊时间里80%是用于交谈，相比，只有20%的时间是体格检查。观察和实验引出了一系列的、全范围的诊室原型。在梅奥诊所创新中心，最初的构想和建造是使用泡沫塑料板、薄纸板和类似的材料，然后再制作出原型。最产生共鸣的设计是创建单独的咨询室和检查室，然后由门廊相连。咨询室配备有一个圆桌、四把椅子和一个可以旋转的显示器。在新配置中，患者的真正反应被观察到，而且研究人员注意到患者变得更舒适和放松，他们问了更多的问题，而且更多地参与了他们的家庭治疗计划的创建中去。

但是，这又有了一个问题：这种带有双重性的诊室是否多占用了楼层空间？一项如此的创新应该适应并破除业务上的束缚而达到成功。我们的设计团队提出了解决方案：就是两个咨询室共同使用一个检查室，就像 20 世纪 70 年代的电视剧《布雷迪家庭》（*The Brady Bunch*）中杰克和吉尔共同使用一个卫生间一样。严实的隔音门、房间内的可调灯光、特殊设计的表示房间是否占用的信号系统。这个设计不仅得到患者和家属的欣赏，而且也得到了医生的欣赏，可以当患者在一个房间内更衣的时候，他们在另一个房间输入记录。当医生占用隔壁房间的时候，工作人员可以打扫并为下一个患者准备好检查室。患者接待流程的利得要远高于检查完所占用的更多空间。在第 3 章的图 3-3 展示了杰克和吉尔式的诊室。

这些描述的目的是介绍这些项目，而不是完整地描绘，当然我们还有更多故事。

要能更深刻地理解客户

在业务中，在创新中，每个人好像都在讨论客户。

在这些日子，如果你是创新团队或组织中的一员，如果你没有在讨论客户的话，你就会被这个圈子排挤在外面了。你没能拿到的备忘录上会写着：好的创新不是从一个想法、一个闪光的技术或现有的产品开始，它始于客户。把一个想法或创见转化为创新，它应该无限制地为客户创造价值，并被他们接受。否则的话，就不要去实施这个想法。

许多人都在讨论客户，测量客户的活跃度，收集客户的投入，仔细揣摩客户满意度调查的结果，然后，把客户放到由此四个编织而成的市场中的某一个去。但是，他们真正了解客户吗？他们真正理解什么是客户的愿望和需求，真正知道哪里是痛点和不满意所在吗？他们真正理解所谓深刻的、固有的需求和愿望，以及那些客户不经常或不能经常表述，甚至不能想到的那些愿望和需求吗？他们能够从经验出发全盘考虑吗？

避免快马

对于创新，我们要避免创造出"快马"。

如果我们只接受客户投入的表面价值，或者如果我们没有考虑到患者需求的大图景而去迭代和升级了我们的产品，我们很快就会发现自身陷入了杂草中。想一想过去几年间的个人电脑行业吧。客户真的只是需要更快的处理器、更多的存储空间、更快的打印机、更好的打印效果，而更快速度则要投入更多，就像这个行业所倡导的吗？也许，这是过去的需求。在目前的经验范围内，这些参数使电脑工作得更好。但是，如果你只注重在速度和投入，你有可能会错过航班。人们真正想要的是相互联系，以及与组织通过互联网来联系。就像我们随后发现的，他们真正需要的就是简单地用平板电脑去做到这些。所以，当整个行业继续生产快马的时候，它消耗了太长的时间去满足客户最大的需求和愿望。现在，电脑行业正在为保持其重大关系而挣扎着。

在普通公众中，真的会有客户说他们需要互联网吗？他们说过他们需要平板电脑吗？很难说。这些创新是从对潜在客户的需求分析中得来的。它们是从严密的观察中、直觉中以及客户体验的一些实验中脱颖而出的，它们来自高度综合的视野、能清晰预见可能性的洞察力和探索事物的远大愿望。

实际上，亨利·福特自己看到了走得更快的需求，而去寻求更快的马。他观察到，很难在一匹马上乘坐多个人；而且，很难在各种因素中去保护人。一匹马时时刻刻需要照料，而且比较难于驾驭。结合了这些洞察力，结合已经出现的技术（和越来越多出现的），你就会想到了汽车这一点上。

但是，那个时候没有客户会说他们需要一辆汽车。他们不知道那是可能的。他们不能综合需求和现有的技术来生成一个大图景和视野。创新者之所以能找寻到创新，是因为他们通过观察、直觉和对客户体验的深刻理解。

满足明确的需求，并超越这一标准

很明显，医疗保健是复杂的，而且大多数客户并不十分了解它。为了让客户（患者或那些寻求保持良好健康的人们）能够在医疗空间清晰地表达他们真正想要的是一项艰巨的任务，而不是小的措施，原因就是他们不知道什么是可能的，大部分人都不知道。

大多数人曾有一些医疗保健经验。他们可以描述一些痛点，像是在医生办公室漫长等待时从旧杂志的阅读中所学到的。他们可以将临床上的身体疼痛告诉你或展示给你，我们已经在医疗社区里做了很多事情来缓解这类疼痛。但是，对于整个的医疗经历呢？关于超出临床就诊以外的、更多的医疗经历呢？他们可能就不会了。这就是较低预期的客户接受卫生保健服务后产生的混合物，一种期望，低于他们在生活的其他方面的预期。因此，他们有能力告诉我们，他们需要的往往受到了限制。然而，这并不意味着他们不想要更多、不想渴求更多，或是期望更多，很多人只是简单地接受了现状。这就告诉我们，应由我们来寻找一种方式以了解这些尚未说明的需求。

要想得到一个客户的真正理解应从整个经历的开始做起，随后是在经历中创造了大大小小的机会。首先是深刻理解什么是客户真正需要或需求的，而这超出了通过传统方法可以发现的，像创建目标小组、进行满意度调查，或者是问答对白，这些今天医疗行业中的主要方法。

我们必须确定明确的、默契的和潜在的需求。

图 4-3 展示的模型是从 20 世纪 50 年代对知识和学习的分析演变而来。据此分析认为，一些学习是明确的，是可以用言语来表达，而另一些，就像骑自行车，只能靠心照不宣；也就是说，我们知道如何完成这些任务，下意识地就能知道，但我们不能用语言来表达如何做，也很难将它们传达给别人。我们只能观察它们。

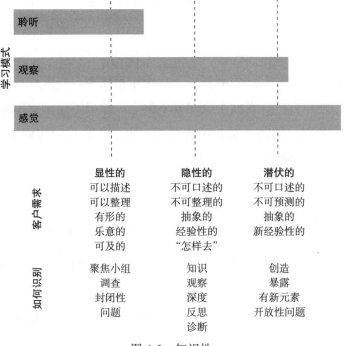

图 4-3 知识性

顾客需求的分级：明确的、默契的和潜在的

我们将这个模型翻转过来，然后添加了层次，这些都是基于对现实中的创新所面对的复杂环境、集成客户和供应商的潜在需求的考虑。我们觉得，只有当满足并超越这些潜在的需求时，才可得出变革和创新。

首先，我们在模型中用需求替代了知识。一些需求是明确阐述的，客户也是可以阐明它们的。其他的所需是超出他们的能力和经历，客户不能容易地阐述它们。

客户能够清楚地表达明确的所需，像更短的候诊时间，或是清晰易懂的治疗计划，简单的医护提问。其他多数是下意识的或默认的，这些需求是不容易被阐述清楚的。但是，你可以常常明确他们的所需，只是简单观察客户的行为。微软公司的 Windows 就是关于需求和产品出现的一个好例子。一个目标小组中的客户或在其中展开的客户调查，不会明确地阐述他们需求要在 PC 上有多个窗口出现。但是，软件设计者在观察到客户打开一个任务栏，关上它，打开另外一个，然后，重复这个循环，一遍又一遍，他们清晰地看到了客户的所需。

为了构建阐述明确／默认的需求，我们增添了另外一个层次：潜在的需求。潜在的需求是如此的潜意识，以至于不仅客户、服务提供方不能清楚阐述它，连你自己在实践中也观察不到它。你只不过不得不从供需的多层次来观测数据，通过一系列可能的深刻思考、远见和实验来覆盖全局，去推断并合成这些需求。

潜伏性思维的能量

像汽车、平板电脑和许多伟大的变革创新，它们大多来自我们当代一些人，他们运用伟大的远见、模式识别与合成能力，聚合了客户的投入和对可能性的理解性观测，从而实现了强大的和市场化的潜在需求。认识到真实潜在需求的大图景是第一步，第二步是向客户展示潜在的解决方案或部分解决方案，让客户认识到这些解决方案是他们真正想要的。如果做得正确，这些步骤一起就会把你引领到变革性创新。

哮喘护理应用软件：随时陪伴我

在梅奥诊所创新中心，我们从每一个客户的经历中寻求潜在的需求。在我们的哮喘护理应用程序中，客户并不只是需要一个标准的应用程序来管理药物剂量和提供治疗提醒。最终，随着新鲜感的褪去，他们转而将停止使用。从以往的外界研究中，我们知道了这一点。

此外，作为一个行业，我们已经向客户抛出了令人眼花缭乱的健康和医疗应用软件。如果你在苹果公司的 iTunes 应用软件商店中去搜索"健康"，你会发现有超过 4 万款应用软件，它们可用于减肥、健身或提供常见的健康知识问答。这些看起来是人们较高的需求，2013 年，在这个门类中就有超过 7 亿次的应用程序下载。但是，在艾美仕医疗保健信息学研究所（IMS Institute for Healthcare Informatics）提供的关于健康信息的报告中，研究人员指出，虽然大多数应用程序喷涌出来了数据，但是客户还是不能使用它们来改善他们的健康和幸福。

我们的客户，特别是我们针对的 13 ～ 19 岁年龄组真正想要的是避免去看门诊，尤其是破坏性和如此耗时的门诊排队。他们还希望能够直接联系医疗服务提供者，当有症状改变时，或每当他们打算做一些事情时，或在日常地方之外的旅行中，这样可以使他们有能力调整自己的治疗方法。他们想要一个活生生的人来给他们症状的任何变化提供反馈。该联系人并不一定要实时动态地去满足客户，异步进行也是可接受的，但需要有一个人真的存在，帮助他们有信心，并积极督促他们坚持自己的护理程序。他们想用他们理解的技术，在这个案例中，这个技术是一部智能手机。我们假设这一点，我们把应用程序放在一起来证实我们的假设。

智能镜：送给亲人的生命线

对于我们的智能镜，潜在需求不只来自护理者，也为那些不希望打扰老人常规、正常的生活规律，但又希望能够监测到他们健康状况的亲人，或让护理者没有那种被强迫去照顾那些过去的权威人物的感觉。再次重申，我们不得不从完整的客户体验的直觉中来合成这个潜在的需求。如果与老人（或护理者）的交谈，或观察他们的行动，我们不会有这种想法。在这个案例中，护理者的投入帮助了我们，但是，我们还需要做一些集合，以了解真正的潜在需求和确定软件的最终版本。

杰克和吉尔式房间：（临床）的包装成功

其中有一项杰克和吉尔式房间关键的默契需求，它的出现是非常简单，它就在我们的面前，在我们的实验室，是我们曾经尝试的临床房间设计。

就是在于它的简单，几乎被看成玩笑。故事是这样的。在我们的一个实验中，梅奥诊所的一个患者在路上拦住了她的医生，并问了医生的想法。"当我穿戴整齐的时候，感到比穿检查服时健康。"患者坚定而自信地说道，如同她身披健康的状态。她又继续说道："我又如何能够在穿检查服的时候谈论我的健康？"她又重复道："当我穿戴整齐的时候，我感到更健康些。"

实际上，在杰克和吉尔式诊室里，患者花费了大部分的时间在讨论健康，那时候，他们是穿戴整齐而不是穿着检查服，周围的环境让人感到是在会客厅。我们假设，那位患者需求的是更舒适的环境，想要得到的是更轻松、更慎重地去对待家属，但是这是个惊喜，它真正地梳理出一个更为默认的客户需求，就是穿戴整齐和舒适。这需要通过这个项目实现，而且值得其他项目学习。

如果我们不力争去理解默认的和潜在的需求，我们就会发明出许多快马。我们将会微调漫长的患者就诊，在等待室里用新的杂志来将时间快点打发走，设计新的检查服，使以往的大场面没有了。我们已经错过了真实的需求或期待，那是我们的患者宁愿从其他地方与医疗提供者（不必是个医生）同步或异步地联系。但如果相反我们意识到，如果我们满足这种潜在的需求，即进行交互这种方式，我们的患者则会以更积极的态度对待他们的健康，同时他们也会愿意在健康状态或需要管理慢性病的时候，与我们保持着更多的联系。这时候的效果将是更健康，而且花费更少。

在这些案例中，如果我们使用传统的创新方法，我们会错过默认的和潜在的需求。我们就不得不采用更多的步骤去合成、创造和改造这些经验以"想象"出这些经验，进而在之前和之后给客户一个"惊喜"，也给我们自己的机构一个"惊喜"。那样的话，我们如同其他人一样倾听客户。就只有在可能和有意义的时候，我们才能看到他们的行动。但是，我们向前跨出了一步，进而去体验所有的经历，去想象，去把新的想法实施来体验它的反馈。

外显，隐性，潜在。

聆听，观察，感觉。

发现和想象。

不要外包这个

这是非常重要的。你不能只是付钱给他人去做，而完全忘记了项目。

你不能雇用社会上的研究机构或其他外人来真正了解你的客户。为什么？因为这样的结果，所描绘的图画会有限地描述需求。

最好的创新是始于自己提出想法，并自己合成。所有的团队成员，包括管理人员和组织成员都应该参与，不仅仅是市场部的人员。我们还采用了额外的步骤，就是聘用专业的设计人员到梅奥诊所创新中心。这是第一次直接将设计师嵌入医学学术中心。我们之所以这样做，就是因为我们不相信来自外部的经验评估和设计结果，我们不希望错过默认的和潜在的需求。而且这就不会出现以外面的公司没有做来作为推托的理由。我们当然也使用了IDEO和多布林的重要的专业知识优势，来开启项目以及项目中的经常性合作。需要再次指出的是，我们聆听好的建议，但是不希望其他人来为我们做所有的想象。

系统思考的能量

你一定听说过这个比较古老的谚语："思考盒子外面的事"。就像现在你所理解到，在梅奥诊所，我们思考到手术室外面的、医院外面的，甚至我们机构大楼的砖和砂浆。这并不意味着我们没有考虑到四面围墙里发生的事情；这只是表面，是我们思考问题时面对的广泛背景。如果一个公司生产实物产品如盒子，那么，经历就是要思考盒子外面的事情。如果你要变革盒子的里里外外，就要考虑运输、供应链、服务和支持，以及其他把产品转化为体验的其他过程，你就不会是简单地获得成功，而是远远超出变革，使之裂变，最终引领你的市场。

为了这个经典示范的主题，我们再一次回到我们的咨询顾问、朋友和梅奥诊所创新中心外部咨询委员会成员拉里·基利那里，她在她的书中对"十种创新"模式给予了描述。（书的全名为《创新十型》(*Ten Types of Innovation: The Discipline of Building Breakthroughs*，重新印刷，Wiley，2013）。

在图4-4，我们演示了基利推荐的十种创新，按组分为三个类别：外形、供应和经验。值得提醒的是，在我们通常想到的意义上讲，"产品"是供应的一部分。基利的假定是，你能创新——而且，这是有区别的——在你把整个产品做得更好的生意中，你能创新其他 9 个部分，而且这样的话，你在行业中就取得了领军地位。基利想大声疾呼为什么如此多的公司只简单地注意到产品。更进一步讲，通过多年来对公司实际行为的分析，他发现如果你的创新在 10 种模式中有五六种成功，你就会已经踏上了瓦解整个行业的征途上。

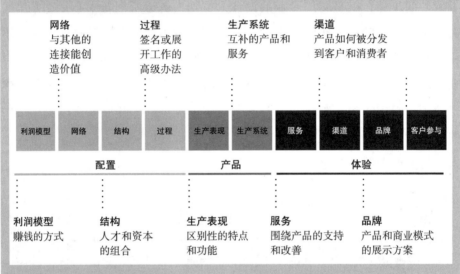

图 4-4　十种创新的模式

资料来源：承蒙拉里·基利、多布林的许可。

这并不难找出一些公司当例子，它们已经有许多创新，虽然不是所有的创新模式，但做得还好。亚马逊、星巴克、苹果、西南航空和其他的那些已经有创新，远远超出产品本身，有效地创立了新的流程、渠道、品牌和商业模式。

我们为你的业务提供这一课，同时也为展示我们是如何思考我们的业务所用的框架。我们思考三维的可能性，虽然不是简单地跨越基利所提供的 10个创新模式，但是要跨越健康保健的持续性（见图 4-5）。

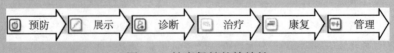

图 4-5　健康保健的持续性

观点是：当为客户经历制作和设计调查时，"开拓"你的创造性思维，以覆盖整个经验、过程和你的组织要推出的产品。解决方案将会远远超出兴趣，会更有影响力，而且你会发现新的、更绿油油的牧场。

把脉：外部有何新进展

我们认识到，根据我们自己的观察和思考去深刻地理解客户有可能做得还不够。去建立 21 世纪的健康模式，我们必须将外部世界正在进行的事物放入框架内，特别是外部世界中正在变化的事物。

作为我们设计思维的过程，大多数特殊性被简单地描述为"扫描和框架"，我们把外部世界的成百种趋势认真地研究和分类，它们代表着社会、技术、经济、环境、政治和前沿信息。这些知识可以共享，装订成趋势卡，可以为梅奥诊所创新中心和梅奥诊所的任何个人使用。每一个卡片都代表"对正统观念的质疑"，也就是说，可以评价卡片上的概念为"十分难以更改"，或在新的方法上难于去做。趋势卡总结性地记录着数据、发现和一些解决方案（见图 4-6）。

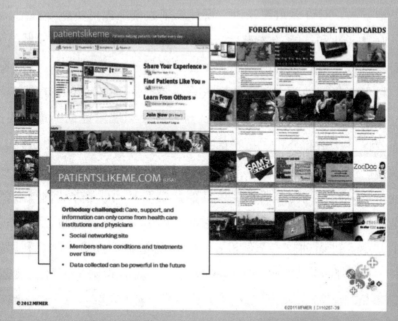

图 4-6　趋势卡：PATIENTSLIKEME.COM

在这个例子中，正统的观念，关怀、支持和信息，这些只可以从医疗机构和医生来，而它们却遭到了 PatientsLikeMe.com 这一相对较新的医疗社会化媒体网站的挑战。在这个网站上，患有疾病和存在症状的患者可以分享经验、条件和治疗，他们可以创建有关自己经历的重要数据趋势卡。设计师熟悉这一新兴工具，可以将它及其他与之类似的合并到他们所需求的评估和设计中去。

这些趋势卡作为方便的引用，以此为我们的员工和梅奥组织"滴水灌溉"出当前和新兴的趋势。但并不是说这些是外部世界信息的唯一来源。我们推进任何领域的任何项目，我们调查和合并那些量化和非量化的趋势，就像我们的哮喘护理应用程序与智能手机使用联合、用户的数量和"黏性"，或愿意继续使用应用程序，等等。

请提供证据：这是科学的方法

到目前为止，我们已经描述了以客户为中心，同时也是受制于商业的设计思维方法。对许多组织来讲，设计思维为创新提供了核心模型。

具有复杂性和严格的约束性，科研调查法自然地在健康领域被发现，我们需要走得更远。我们的创新必须满足证据和经历的要求，同时要满足医师、科学家苛刻的要求，这些要求是需要提供行之有效的方法和持怀疑性的应变的。因此，我们需要测试，需要收集和展示证据，最重要的是，我们需要保持严格和公正、持平的态度。这是科学方法在那里进入，并和其他模型的组成部分融合。科学方法是以可测量的证据为基础，当它测试一个变量的时候，同时是需要保持其他参数不变。科学方法的核心就是无偏差地测试和验证一个概念。科学方法有四个基本元素：设立观察；通过不断的观察，进而创建一个假设；在假设的基础上提出预测，利用实验；试图反驳这个假设。当假设不能被反驳，它就成为结论，可以被运用和发表。

多次迭代可以被用于必要事务的测试，包括新的发现、想法和以往测试产生的假设。科学方法并不一定具有线性或环形的。它产生的是固定的、具有可操作性的、以证据为基础的结论。更进一步讲，从一个项目或实验中所学到的，可以轻松地转化到其他项目中去。

科学方法带来的是测试、实验、观察、综合和记录的综合。我们不提前给定任何的框架，这是为了使我们的团队做到这一点。我们简单地坚持要求进行科学的探索，让团队按自己发现的最好方式去完成，因为各个项目的细节是不尽相同的。当演示一个项目，我们希望团队带着整理好的科学证据来到我们这里（也带给医生委员会）。我只是想说我们的项目演示文稿是由曲线图和结果测量图标组成的。

继续保持前进：项目管理

对我们涉及的每一个项目，我们在开始的时候就想到它的结束。这很简单：尽早地拿到它的原型。

当然，我们也愿意达到实施的地步，但是我们感到实施还有很长的路要走，或许我们需要通过一座桥才能到达。为什么？因为如果我们每件事情都能正确完成，实施的过程应该是一条直达的路。另外，我们不想带着一套我们未曾测试过的实施理念陷在任何项目的早期阶段。另一方面，这会导致预设的结论，永远不会是一件好事情。与此同时，我们也认识到驱动创新、追寻成功的"黄金时期"，以及对项目的"赞赏"依靠于在早期阶段使事情得以正确进行。大部分从事技术性工作的产品设计师会告诉你，当你手里把玩着产品原型的时候，才是真正令人兴奋的时刻。这个原理同样适用于那些在医疗领域或其他复杂环境中的大型的、抽象的项目。

四个步骤进行

我们的项目管理是回避模板式，以及追寻细节，下面我们要对此详细介绍。与融合创新模式中的其他原理一样，我们努力保证项目流动、通畅，同时使之在结构中有灵活性。不同的项目需要在项目管理中有不同的严谨，我们把这一部分留给项目团队自己来决定。我们相信，越是重要的项目，项目的流程越很少是序列的或线性的。大部分项目是使用循环性流程去验证新的想法，或是用以往实验的结果。我们需要这样的流程，这样会产生最好的解决方案，而不必是最快的。就像我们前面提到的，我们喜欢聚焦在各个阶段过程中所发生的事情，而不是只关注每一个阶段的开始和结束。

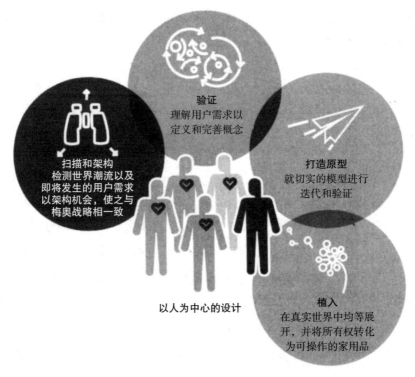

图 4-7　梅奥诊所创新中心的流程

　　图 4-7 显示的是我们概念性的创新流程，它包括扫描和架构、验证、原型和植入。我们需要注明的是：通过这个流程，我们一贯和持续地遵循融合性创新的原理：设计性思维、科学方法，还有传统的项目管理。再次重复，这些循环不必连续性地发生。在项目团队看来，这些是线性和循环性结合地流动发生。比如，在扫描和架构时候，你可以多次深入验证环节，就像我们在杰克和吉尔式诊室的项目一样，去发现和发掘出默认的和潜在的需求。

总之，创新流程有以下四个步骤。

◆ 扫描和架构期。在这个步骤，项目已经被构想出来，且开始了基本研究。团队已经组成，开始数据收集，寻求客户的理解，定义将来客户所需要了解的，从而启动了项目。我们在跟随行业的趋势和代表我们所服务的群体的交汇点上的开发角色会给我们灵感。在我们详细的项目图中，我们把这个阶段分为不言自明的发起和计划两步骤。对项目是限制规模和资源的，然后它们会被投放到梅奥诊所创新中心的文件夹路径图中，以达到最大限度地与其他项目挂钩，消除重叠，利用既有的知识。内部的利益相关者来确定和参与。在这个步骤，我们描述假设，确定什么需要实验，并提供项目发展的方向。

◆ 验证期。最重要的实验阶段，我们发现现实中客户的需求，我们测试想法和那些需要交付的产品。实验阶段是以调查结果，即我们所知的最佳描述或我们能所观察到的，作为开始。实验随后的过程就是为了取得我们以往所不知道的和必须发现的。

  ● 设计团队进行自由架构实验。一些实验是在我们自己的实验室进行；其他的由操作者带领，甚至是在梅奥诊所之外进行。实验的目的是确定默认的和潜在的需求，通过观察和数据收集，然后开始一起书写一些低精确的可行性方案，如泡沫塑料板模型。在实验阶段，失败经常发生，或一些事情完全不起作用，但是失败提供了学习机会，并且失败与其他的学习结合起来促生了新的实验。

  ● 实验引领我们打造了原型，在生活环境中对概念更正规、更完善的一个测试就能起到此种作用。重复和延长实验在这个阶段都可能发生；时间期限是简单的"每个项目的计划"。调查报告和原型计划是在实验阶段产生的。

◆ 原型期。当我们进入原型期，我们综合在实验期的探索和发现，然后我们制定出潜在的解决方案或未来择一性的状态。在原型期，我们验证并找寻解决方案概念的证据。

● 原型期是一个复杂的、现实的和现场推出的概念设计，用来验证患者、医生和员工的利益，以及表明投资回报率和财务指标。原型可以在我们的实验室进行或是在社区诊所，或是在医院，或是越来越多地在顾客家中进行。原型可以包括技术类的工作样品和工作人员正在充分测试的模型。最后的润色和一些微调通常在最终结果交付使用的时候进行。

◆ 植入期。原型有可能要持续一段时间，直到概念定型。在植入期，我们开始把项目在梅奥诊所内不同的部门展示。创建一个项目故事，然后，通过我们的通信引擎（下一章节介绍）传播出去，随后提出一个计划来一起获得资源，培养有效的做法，进而开始滚动项目。在许多案例中，项目运营所有者是其预期者，也是早期的项目参与者，这样使项目的植入执行和切换变得非常容易。作为组织，梅奥诊所创新中心值得信赖地创造了价值和成果；同时需要重申，我们从不为项目植入去撬动杠杆。

你确信你想要更多的结构

根据目前我们所展示的，我们的融合创新模式可能会有点松散和非正式。对于那些更多习惯于以结构化和详细业务方法而达到创新，特别是项目管理，我们会在这一章提供一些解释。

实际上，我们在图4-8中分享了更多的结构性运营模板。事实上，我们甚至在整个环节设立了"运营经理"来负责这个模板，形成文档和检查项目。我们有灵活性——是的，但是我们完全不忽略结构。

在用方法论的构成要素和责任

CFI的目标	聚焦人类体验，以识别能够达成这些体验的需求、设计服务、产品和商业模型		创新便民、平价和价值驱动型的护理传递模式 开放性地推进内部和外部合作		通过展示从可持续的产品服务交付模型获得的收益来创生经济价值	
	阶段 0		**阶段 1**		**阶段 2**	
	发起	可解释的	研究和实验	可解释的	开发和转换	可解释的
阶段	识别机会的战略一致性、眼界并适应 （被确认为难题的部分）		理解世界趋势，理解未被满足的用户需求，以把握机会 （被理解为难题的部分）		通过与终端用户、可操作家庭的共同创造来优化经历了原型化、迭代和验证三阶段的有形模型	
目标	评估项目价值，界定和指派该阶段的创始项目经理或设计师	平台领导	批准研究、原型的计划产出以及可操作家庭的识别方式	平台领导	对原型验证的批准，以及为发起向可操作家庭的转移做准备	平台领导
	将眼界传递给成立的小组		批准附加的资源需求（IT、设计和其他方面）	平台领导 IT领导	对输入以及越区切换的接纳度的批准	可操作家庭
			对提议原型的商业研发机会的判定	商务开发		
输出	范围说明文档，定位发起所需资源	平台领导或项目赞助商	宪章文件，控制方案	项目经理	《验证报告》以及与机构合作伙伴的《可操作家庭的传播/转变计划》	项目经理
		决策检查点	《研究计划》应包括标准检查点、洞察力/建议报告	设计师和总设计师 决策检查点	设计洞察力/最终展示	设计师和总设计师 决策检查点
			制订商业计划/影响力分析（什么是成功）	创新与协调	转换检查表/最终报告	项目管理者
活动	平台领导保持与平台管理层、总设计师紧密合作，以及对可应用的知情决策的商业研发如果适当，团队应参与股东会议		设计应立即用来支撑针对用户（患者）的可应用性研究。它将与次级研究将使人发现机会区域。与项目内容（如S&P，eHealth等）的潜在支持者进行通报和联络。		在推荐的原型中识别出原型，原型的创建应该与机构的可操作家庭以及对工作成果进行第三方验证的支持结构联系在一起（如梅奥实践、MSS、S&P、eHealth等）。责任转换以及为确保平稳过渡到可操作家庭向有限的执行提供扫尾支持	
时间线	发起项目		1~3月		3~9月	
控制	领导力批准		对平台领导的月度状态汇报		交给平台领导的月度状况汇报	
			定义红黄标准		定义红黄标准	
			将红黄标准带到战略会议上去		将红黄标准带到战略会议上去	
度量标准	从发起到找资源		到与第一名用户面谈或观察		到完成第一个原型触及的用户数	

图 4-8　梅奥诊所创新中心的方法论元素以及职责矩阵

交易的工具

在这点上，我们愿意分享一些在其他的创新组织中我们觉得容易被忽视的工具或能力。一些团队经常不正确地认为他们已经正确地做事情了。这些能力被我们视为焦点，我们感到它们将我们达成创新的途径区分清楚了，进而使创新更健壮、更切实、更有可能实施成果。

运用观察的能力

这是毫无疑问的，我们秉承的是视觉文化。我们是宁愿亲身看到东西的人。我们是宁愿看到医生和患者互动，也远比看到一连串的调查报告舒服。为什么？因为观察的是互动，我们感到我们得到了真实的图片，我们可以观察到那些在其他地方不能被捕捉到的默认的需求和行为。所以，我们在观察上投注了许多重视；我们走得太近反而遮盖了我们正在验证的行动和活动。

在合适的地方，我们会从观察中录制音带和影带文件。关于我们所看到的开放式的"合成和解释"，我们仔细地记录文件和讨论文档。我们有个项目房间，通常情况下贴满了便利贴（见图 4-9）。我们以最好的态度去发现最大的、最小的或详细的优点，全部的，这是令人惊喜的行动。睁大眼睛、打开思路和开放性思考。

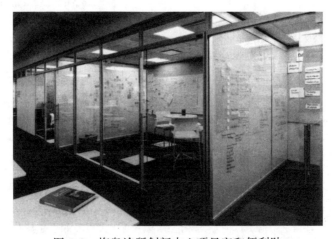

图 4-9 梅奥诊所创新中心项目室和便利贴

集思广益

每个人都经历过集思广益，但并不是每个人都能从中获得许多。集思广益的过程可能是无聊的，其结果有可能由于组织性的障碍和一些程序而减弱。

我们中心把集思广益当作纪律，同时，我们做了很多。在我们集思广益的过程中，我们引进了不同角色的人员，包括执行团队的成员。我们鼓励将各种过程可视化，并且"欢迎狂野的想法"，产生大量的这些想法，并把它们在可能的情况下联系在一起。但是，我们不会让集思广益的团队去做决定。这些还依赖于项目团队、实验合成和原型的结果。

原型

我们非常依赖原型期，而且我们相信我们做原型做得非常好。我们的原型是完整和现实的，而且问世速度快速，能很快地给我们的概念以证明。我们不害怕在创建原型和验证它是否工作的时候遇到困难。我们最大限度地将真正的患者、真正的医生、真正的员工、真正的硬件设施和真正的系统快速引入原型中，而且我们也不羞于在原型创建后再来一些调整和拿捏。我们的原型不仅是证明概念，而且它们还成为围绕协作和展示我们项目的载体。

梅奥诊所的创新之路：融合性创新模式

在这一章，我们要讲述我们用于想象、开创和运用创新到实践中所遵循的方法和指导哲学。在继续之前，值得我们总结一些关键概念。

在创建融合性创新模型时，我们认识到，设计思维和科学方法都是有能量的工具，但同时也有些限制。以数据为驱动的科学方法需要时间和要求大量投入而获得结论。设计思考带来的是注重客户、我们的创举和我们的创造力，但是它的产出很难量化。在大型复杂的环境，如健康行业，改变往往被视为威胁，错误会造成大的损失，所以需要一个强烈主动的趋势来做改变。

在创建融合性创新模型时，我们结合了这些完全不同的思想学科。这一进程适应了我们所做的项目，但是，我们基本上集合了集中实验、观察和更直观数据收集的多个时间段，以及协作性创作过程，从而在科学方法下完成了设计思维。我们有可能在进入原型期前做多次循环的实验。我们从实验中收集和分析数据，架构原型；接下来，使用原型来验证概念。我们注入强势的项目管理因素，对测试和建立的数据进行协调和测序。由此产生的方法论结合了三个学科的优势，进而实现了真正的创新，而所有这些都体现在"大处着想，小处着手，迅速行动"的组织架构中。

最后要说的是，我们真的是由顾客来促动的。

更具体的优点：

◆ 梅奥诊所的融合性创新融合了设计思维、科学方法和项目管理的学科，形成奇异的创新指导方针。

◆ 设计思维融合了对客户的深刻理解和共鸣，这些事关连贯性的创造力，通过理智的做法进而合成顾客的经验和解决方案。

◆ 深刻的客户理解。需要理解这需要我们不仅去发掘显性的，而且去发掘隐性的和潜在的客户需求。

◆ 设计思维和对客户的深刻研究最起码有一部分应该在家庭中进行。然而，使用咨询师来学习如何使用它和合作，当然也是可以的。

◆ 设计思维是神秘资源，它形成了创新战略，而且使创新战略成为重要的事情，同时科学方法和项目管理使这些成为可能。

◆ 连贯性创造可以滋润创造力，消除风险，而且可以用来超越你产品的视野，去审视实施客户价值的所有领域。

◆ 科学方法通过运用可测量的证据去消除偏见，去反驳假设或概念。

◆ 我们的项目管理实施结合了直觉力、实验、观察、合作和有深度的原型，进而推动项目的进行，把许多事情留给设计团队。我们允许项目团队为了最好地实施项目，可以吸收设计思想、科学方法和项目管理原理。

从这里开始，我们开始进入在我们梅奥诊所创新中心所使用的工具、能力和流程，以及这些在大梅奥中所表现的。第 5 章和第 6 章主要讲述了我们所称谓的"输血"即对内的和对外的交流、发展和分享创新的思考。第 5 章解释了我们交流和知识管理的活动，第 6 章探索的是我们的创新加速器。以上两点展现出，我们与其他创新组织不同的关键能力组合。对我们使用的管理方法和在大型复杂组织中引领梅奥诊所创新中心的方法，将在第 7 章介绍。

从融合到渗透

沟通交流和知识的管理

沟通的最大难题是各说各话而互不自知。

——萧伯纳

我们以前看过这部电影，你也可能看过。它以典型的、陈腔滥调的、刻板印象的创新中心为开始。男士们和女士们穿着黑色的服装，戴着个性化设计的眼镜，周围遍布着便签。对于我们其他人来说，他们所做的是神秘的。他们将自身与其他的业务通由墙体和安保门卡而分隔开来，有的时候他们甚至在独立的楼房办公。

他们成了象牙塔（ivory towers）。象牙塔会与业务中其他的部门分离开，甚者有居高临下的感觉。没有人知道他们在做什么，只有他们产出的一部分或"成功的部分"被实施到工作场所中，与客户脱离开来。的确，他们也可能开发出了临时性的运营项目，他们也可能会开发出一个新的解决方案或产品。但是，他们使组织内的其他部分创新了吗？他们采用了现场的"我们其他人"的提示了吗？没有那么多。

在梅奥诊所创新中心，我们不喜欢这样的模式。我们相信创新应该是，借用一句名言，应该是"来自人民，与人民一道，为了人民"，应被用于组织中和大的医疗、保健行业中。我们认识到，从许多原因来讲，组织性参与是我们所做的事情的生命所系。我们会做任何可能的事情去避免象牙塔式的创新。

我们也认识到，变革性创新不会被孤立地实施。我们的团队（在我们的案例中，即实施者）必须掌握它、共同创造它、拥有它，而且无限制地适应它。为了拥有和适应它，人们必须成为变革性创新中的一部分。

为了实现变革性创新，这些创新必须在创新中心和大型组织间渗透。渗透，就像我们使用这个词时所指，它是一个前后一致的、积极的管理知识资本（即想法、成功、工具、技术、趋势、洞察力和培训资料，还有哲学、精神特质和围绕我们所做的文化）的创新流程。渗透是出出进进，进进出出一直到深入的。在最基本处，渗透就是带着大写"C"的"沟通"。

但是，渗透的故事并没有因为沟通、交流而停止。梅奥诊所创新中心同时认识到我们需要渗透来加速和促进创新在梅奥诊所的过程。同时，提供一种手段来培育和实现那些源于我们实践中的想法。这样的结果就是我们创建了一个名叫"创新加速器"的平台。创新加速器积极地向外延伸到更大的社区，去发现项目和争取资金进而孵化项目（即在 CoDE 范畴内的项目），去一个为梅奥诊所创新中心和全梅奥诊所范围内的创新提供工具和想法的平台，去邀请外面的讲员和专家，最后一点但不是最小的一点，就是举办世界级的年度论坛（即著名的"变革论坛"）来发布创新的题目和医疗健康行业的变革。

这一章节和第 6 章是关于如何将所有重要的创新渗透到大梅奥诊所和外面社区的，以及关于我们如何一贯地与世界分享和再分享我们的愿景和创新过程。它也是关于我们如何使创新相联系，以及在我们梅奥和社区内输入各种想法。它是关于我们如何灌输想法、方法、技术、信息和外部最好的实施到梅奥诊所创新中心，而且在梅奥内部和外部的健康产业去传播结果、更新过程、知识和领导力。这两个章节涵盖了我们是如何一起工作，如何在梅奥诊所创新中心和梅奥诊所建立和推广我们所实施的创新品牌的。

我们强烈地感觉到，我们输入的作用和投入是关键的不同点，这是一个重要的途径，正是它使梅奥诊所创新中心在复杂的创新组织环境中脱颖而出。通过这些，我们变得更为多产，建立了自己的标识并使之保持了相关性。

这一章涵盖关于可以渗透到各个方面的沟通以及知识管理的战略、战术。第 6 章涵盖了创新加速器。

什么是"沟通和知识的管理"

"沟通和知识的管理"这个短语，由字面本身和结合上下文在梅奥诊所创新中心和大的梅奥组织中，看起来不难理解。

沟通是指使语言得以传播的战略和战术，即扩散信息到大的梅奥组织中和它的之外去，关于我们做什么，我们为什么做，以及我们如何成功。我们的沟通资源由印刷品和网络频道组成，包括社会网络媒体和公共关系引擎的全部指向，以及为内部的、外部的观众产出，所有的这些具有一致的主题、外观和直觉。

知识管理是指把梅奥诊所创新中心的活动、联系人、投入和产出的路径整理成知识库。它包括沟通交流档案、项目档案和联系人管理数据库。这样做的主要目的是避免重复经历，使之成为学习的杠杆和工具，同时保证我们的成员编队飞行。

沟通和知识的管理这一功能部门在梅奥诊所创新中心落户，同时它也与梅奥诊所的社会关系和市场部联络。一位经理协调媒体部分，并由来自公共关系部、媒体支持办公室的不同内部人员组成的沟通团队支持，也有来自外部的特殊项目的合同制人员的支持。

瓶子中放出来的信息：梅奥诊所创新中心的战略和战术

我们扩大自身的战略（即我们沟通什么和为什么沟通）并不是仅仅把我们的努力放在光线下，而是真正地使它们成为围绕"大梅奥组织和健康产业"思考中的一部分。战略和战术被设计来创造利益，保持梅奥诊所创新中心的活跃度，以使自己成为梅奥当中的哲学前沿和哲学中心。同时，它们也被设计成能够激发大组织和自己的员工的样子，它们被有意设计成多通道、老练的语气和形式。它们数目可观，但是没有超越自己在形象和数量上的高度，它们内容丰富但并非广告。

我们沟通的目标

我们的沟通交流有四项特殊的目标：

◆ 信息化。我们首要的任务是提供必要的信息。我们认识到沟通（就它们本身来讲）并不能驱动改变。可是，它们是我们与其他组织建立联系的主要部分，为我们寻得了支持，为我们取得了与我们相称的需要。沟通铺筑了合作和吸收的必要之路，进而推动创新；它们是适应后而产生必要反应的链条中的第一步。

◆ 积极性。我们的沟通不仅仅是通过提供关于"什么使之不同"来推动我们大型组织和健康界，而且也推动我们自己的团队。当我们的团队成员看到他们的工作以"产品"的形式展现给外部世界的时候，或者是看到极具吸引力的工作过程的时候，这些都会极大地促动他们从"大处着想，小处着手，迅速行动"。请从来不要低估沟通所带来的强烈迸发力，它可以作为"内在的激励"。

◆ 专业性。我们的沟通呈现的是专业形象和直觉，这些能帮助外面的组织来评定我们的信用能力。我们也认为，它还可以驱动自己的团队在内部达到更高的专业性。因为沟通提升了我们的专业精神气质，可以把我们转变成除了脱离竞争路径、象牙塔式的臭名的工作以外的任何组织。

◆ 品牌。通过公布我们的工作我们的沟通，进而将帮助维护梅奥诊所的品牌。梅奥诊所创新中心把诚实、持续性、信用度带到创新中去。现在，创新也成为梅奥的核心战略需求，所以，梅奥诊所创新中心也处于帮助大梅奥诊所品牌形象的位置。

回顾第 2 章，梅奥诊所前医疗领袖、现任维丹特健康网络（Vidant Health Network）总裁的大卫·赫曼医生怎样为医疗健康行业构架了一个重大的需求，"从嘈杂的噪音中分离出一个信号"来成就创新。我们的目标和战略就是这样的——去创建一个清晰的、可以聆听到的关于健康行业变革性创新的信号。

我们的观众

梅奥诊所创新中心拥有两类观众：我们自己内部的观众，他们主要是梅奥的员工；我们外部的观众，他们是我们的患者、健康行业的大型组织，以及除此以外，还有那些真正把梅奥诊所看作健康行业中灵感和成就的来源的人。我们将沟通精心设计并具体服务这些观众。

我们的内部沟通服务有两个目标。第一，从一开始到现在，梅奥诊所创新中心就是由梅奥领导层负责在组织范围内创立文化和增强创新的能力。我们通过沟通服务去实现这个目标，进而展示梅奥诊所创新中心为大组织所带来的价值，尤其是在健康行业当下的这个焦虑时期。第二，因为大多数梅奥员工大概并"不知道"梅奥诊所创新中心，我们需要部署内部市场推广去帮助建立许多途径，使员工可以参与梅奥诊所创新中心，并且提供可能的创新工具和经验给他们。

梅奥诊所创新中心沟通交流"食谱"

你有可能会说"我们自己做饭吃"，通过每年的沟通交流计划，我们来明确我们的沟通目的。2014年，我们发布了我们沟通交流的目标：

1. 分享我们关于变革健康及卫生保健以使患者生活发生变化的故事。
2. 突出显示梅奥诊所创新中心与梅奥诊所在优先战略和宗旨上的一致性。
3. 向所有的观众显示创新中心的价值。
4. 推动我们的交叉合作。
5. 在内部和外部解释我们在创新中的主要任务。
6. 与其他创新中心在内部和外部建立伙伴关系。
7. 发展我们的联系人和追随者，为今后的沟通和事务助力。
8. 增强人们对梅奥诊所创新中心成为国内和国际健康服务实施变革性创新中心的认知度。
9. 吸引新的人才到创新中心和梅奥诊所各部门。

在外部，我们的最终观众（final audiences）还包括其他的保健组织，以及医疗服务提供者、支付者、医疗设备供应者和关于卫生保健社会舆论的调解人。我们中间地带的观众包括普通的贸易新闻提供商和媒体——任何对健康领域的现状和新事物有洞察力和兴趣的人。此外，剩下的观众包括但是不局限于潜在的合作者、受益者、潜在的未来员工和其他的寻求改善患者体验的组织。

关注信息

目标和观众是美好的，但是他们会真正告诉我们什么是需要沟通的吗？这就会在我们建立通讯板之前给我们一些想法、一些关注以便找到信息的中心（真正的信息所聚焦和关注的）。

如果我们想在梅奥员工中间树立起他们对梅奥诊所创新中心的认知度和认同，告诉我们的员工如何和为什么参与其中，我们就必须有一个有说服力的故事。我们需要大梅奥组织及其医生和医疗团队的成员，我们需要他们不仅相信我们，还要他们与我们一起工作。为了这一结果，我们必须不仅要通过喇叭宣传我们在做什么，还要在实施过程中展现真实的和可操作性的一面。你所做的是如何影响真实的患者、医生和其他员工？如何与我们一道工作？你会从我们这里得到什么信息？等等。

- 当我们创建内容的时候，通常是围绕下面五个问题中的一个：
- 我们如何实施创新？
- 什么是设计思维，它是如何实施的？
- 我们主要的操作平台是什么？
- 现阶段进行的项目有哪些？目前情况如何，以及它们使我们产生了什么洞察力？
- 我们是如何影响了健康服务的变革？

这些是真实的问题，这些问题的答案会告诉我们一些故事、一些令人恼怒的兴趣，以及如何界定个人的价值和界定整体组织的价值。

梅奥诊所创新中心：创新的印记

因为没有带着创新中心的印记，所以在还未走得太远的时候，我们便开始寻求建立强烈的、容易被区别开来的创新标志作为梅奥诊所品牌中的一部分。我们寻找了所有帮助强烈辨别身份的属性：明确的形象、连贯性和可信赖度。

沟通交流也使其自身成了我们标志中的一部分，就像我们在下一章要讨论的创新加速器，它在组织范围内培育了创新。我们的标志辨别开始于不同的外观、不同建筑空间内的感觉和我们所有的沟通媒体。我们用统一的颜色、标志、字体和其他容易区分梅奥诊所创新中心的设计元素。在开始进入梅奥诊所创新中心的时候，外观和直觉在图中显示了出来（见图 5-1）。

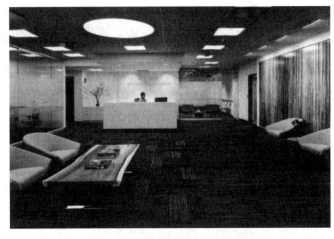

图 5-1　梅奥诊所创新中心正门

在黑白的图像中，你看不到浅黄的颜色，我们在徽标和设计物中使用了这种稳定的颜色。梅奥诊所创新中心的图形模板是由梅奥媒体支持服务部门和我们创新中心的团队一起设计的，但是它有个氛围和存在，那就是它可以由外面的其他团体来创建。

你们可以通过沟通发现我们的模式和标志的证据。我们的外部顾问委员会成员、IDEO 总裁兼首席执行官蒂姆·布朗提到，你可以在成功的商业中看到简单、清晰、有持续力的品牌结构，如 Target 连锁商场，就使用得非常好。

但如果品牌只存在于本组织的形象中，而不存在于其产品、服务或患者就诊体验中，没有品牌的话很难生存很长时间。我们强烈地承担责任，用以支持我们的标志，通过我们所做的：设计思维、科学方法、项目管理、变革性创新，以及延伸出的自我沟通。我们看到，许多组织由于时髦的沟通而陷入"杂草"当中，那些时髦沟通的基本信息或是不清楚，或是糟糕，或是不真实。实际上，我们一直在努力保证我们所有的沟通都是以梅奥的品牌承诺为支撑和基础。

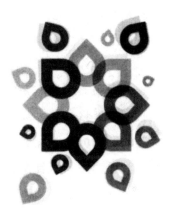

图 5-2　梅奥诊所创新中心样式示例

发布途径：传统方式和社交媒体

在梅奥诊所创新中心，我们部署了既平衡又混合的趋势来适应日益扩大的各种各样的沟通渠道——传统的印刷媒体、公共关系活动和网络媒体（包括社交网站）。

我们针对传统媒体的战略包括使用一系列印刷媒体、大多数的手册、信件，然后放在一起，分发给内部和外部的各个部门。我们同时在大梅奥的名称下，维护运行两个网站：一个是为梅奥员工服务的内联网门户，另一个是为访问者使用的互联网门户。我们定期起草和发布关于梅奥诊所创新中心的消息、活动和故事的新闻资讯。同时，我们组建了一个新闻资料袋，我们把它发送给关键的卫生保健记者和公众舆论领袖，从而培养与这些重要的外部支持者的关系。

我们的社会媒体战略是：与被称为"社交媒体中心"的大梅奥范围的倡议结盟，这个"社交媒体中心"于 2010 年成立，其宗旨是"领导健康保健行业内的社交媒体的革命，为各地人们的保健和健康做出贡献"。全梅奥范围内的主动性被带到了一起，像思想组织所感兴趣的快速传播、与医疗有关的信息，以及与医疗有关的社交媒体工具的改善等都被带到了一起。

在梅奥诊所创新中心，我们使用社交媒体来达到三个目标：①实现快速地传递梅奥诊所创新中心的新闻并保持更新；②尽可能快地使用传统媒体报道梅奥诊所创新中心的新闻；③在学习曲线上，推动我们前进，而且把我们所学的在医疗健康变革中实践。我们认识到，社交媒体不仅潜在地变革沟通交流，而且在变革医疗健康行业。

印刷媒体

我们建立并维护着一个名为"抵押物"的印刷媒体工具栏，大部分是关于梅奥诊所创新中心的新闻、个性化平台和项目、创新方法的宣传单和手册。大部分是色彩鲜艳的讲义，如产品扉页和一些螺旋装订好的手册。根据我们目标观众的不同，我们使用多样化的物理布局。我们大部分的目标观众是外来者，包括访问者、媒体兴趣人士，甚至是我们的受益者，但是我们的印刷媒体也是组织内沟通交流的方便和高效手段。我们的印刷媒体坚持使用图形模式的元素。

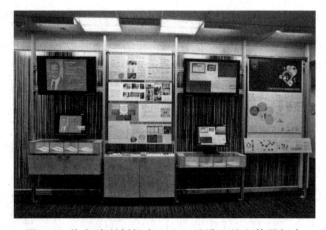

图 5-3　梅奥诊所创新中心入口处设立的宣传册柜台

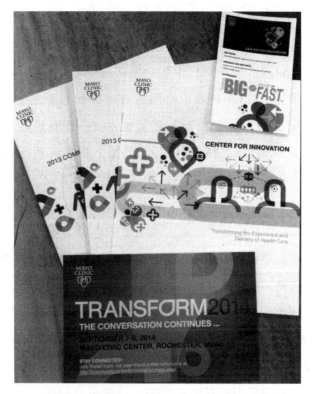

图 5-4　梅奥诊所创新中心宣传手册示例

简讯

在梅奥诊所，很盛行使用简讯，我们积极地使用相关合作科室的简讯和我们自己的简讯，以使我们的信息释放出去。我们写文章和博客，我们鼓励团队成员定期投稿梅奥的简讯中，包括《梅奥诊所周报》(*This Week at Mayo Clinic*)，《社交圈》(*In the Loop*) 和《视野》(*The Scope*)。我们参与的所有媒体都能让我们发出声音，都能将我们的工作放在梅奥实践和其他部门的前面。

协作简讯

《梅奥诊所周报》是我们组织主要的新闻中心，每月一次刊出并发送电子版到所有员工。梅奥诊所创新中心最大可能性地发布文章，告诉大家我们的故事，尤其会通过描述一些创新中心的项目来触及整个组织。例子就包括我们每年度的变革论坛中孵化和实施的 CoDE 项目（这两个项目会在下一章中描述），以及创新中心的所有项目和成功之处。我们也分享我们工作方法的故事、重要经验和创新技术——所有这些都是为了提供一个可以看得到的梅奥诊所创新中心，并推广梅奥诊所范围内的创新文化。在《梅奥诊所周报》的故事中，我们刊出我们实验空间的照片，这吸引了整个梅奥团队的成员来参观，甚至也鼓励了其他组织中的工作空间设计。

在组织水平，免费类专栏《社交圈》出版的每两天用有点"狡诈"的视野刊出"在梅奥系统内听道的和看到的"消息，它用点点滴滴的版本汇聚成社交媒体平台。博客是一个手段，提供"讲述在这里工作的人的故事"，通过简短的、刻薄的、经常带着幽默甚至自我否定的语气，所有这些是经过设计而达到"让每个人感到处在这个梅奥当中很好"。自然，这类简讯给梅奥诊所创新中心带来主动的、持续不断的讨论去沟通和交流想法，使思考力与创新力结盟，同时它也是创新中心成员去交流创新想法，甚至是诙谐自己所做事情的发泄途径。

2012 年，创立了每周三次的《视野》(*The Scope*)，它所提供的新闻摘要主要目标客户是梅奥医生，特殊发布全医院范围内医生们所关切的事项和需求。与临床实践有关的内容包括新的临床操作、警示、临床操作变化和其他实施项目。（背景文章、战略计划、奖项、荣誉，以及一些非操作类《梅奥诊所周报》刊登的事项。）对于梅奥诊所创新中心，《视野》是一个去交流创新中心的项目和变化的非常重要的途径，这些项目和变化正是来源于临床，又要回馈与临床的事项。

我想这不会令人吃惊，特别是在这个简讯丰富的环境中，我们还创建了两个定期发布的两个参与性栏目：创新洞察（Innovation Insights）和我在梅奥诊所创新中心（ionCFI）。

"创新洞察"

"创新洞察"是梅奥诊所创新中心自己拥有、免费发布但是每月一次订阅的简讯，主要面对内部的观众（见图 5-5）。"创新洞察"每期包括 4 篇文章，以梅奥诊所创新中心不同特征的项目和平台为主。文章力求使人们意识到我们如何做和我们所做的项目。

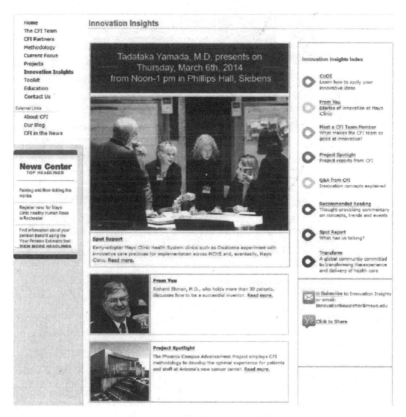

图 5-5　"创新洞察"电子简讯

"我在梅奥诊所创新中心"

从 2010 年开始，我们向高层管理者通报一份摘要，目的是让他们知道梅奥诊所创新中心的进程和活动。我们每个月向梅奥诊所大约 200 名领导发送电子版的简讯，这是一页纸印有双面内容的简讯（见图 5-6）。

这个简洁的列表方式的新闻稿收到了很好的效果，梅奥诊所首席执

行官约翰·诺斯沃西医生开始要求其他的部门也创建类似的一页新闻稿
每月一次发送给高层领导。这成为一个明确的例子——"从噪音中分清
信号"。

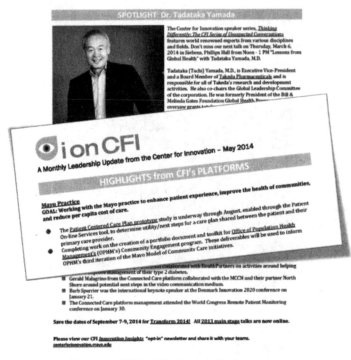

图 5-6　梅奥诊所创新中心的"ionCFI"

演讲的资料

　　每一年针对多元化的观众，我们都要进行巡演。2013 年，我们进行
的巡演诸如新加坡、英国、丹麦和沙特阿拉伯，去帮助建立我们在创新世
界和健康变革领域的地位。我们的演讲有助于我们调整和充满活力，对于
我们的工作来讲，演讲是重要的展示案例。

　　我们每一年要对内部和外部的观众进行数十次的演讲。我们展示我们
的项目、我们的平台、我们的哲学、我们的指导影响力、我们的成果和我
们的方法。我们力争呈现持续性的专业形象和经验，这些是我们通过在全

部的演讲和影像中使用统一模板和图表设计来达到的。图 5-7 展示一张梅奥诊所创新中心回顾性演讲的幻灯片的首页。

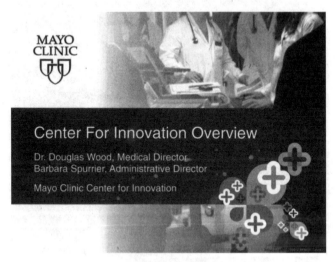

图 5-7　演讲的案例：创新中心回顾

海报

在快速发展的高科技和社交媒体世界里，没有人会奢望一次大型的图表展示会拥有高等优先权。但是，我们感到一张认真打造的图片可以告诉我们的团队和访问者千言万语，而且它可以延展我们的身份。此外，作为"墙体艺术"，它们是我们内部团队的精神所在。

如果你去参观梅奥诊所创新中心，你一定要注意几个大型的描绘项目战略和策略的海报。图 5-8 所描绘是我们与老年人项目相关的运动类游戏，它是由我们的老年健康和独立生活实验室设计的。

网络上的梅奥诊所创新中心

我们的网络战略非常简单："在网络上拥有梅奥诊所创新中心自己的故事。"

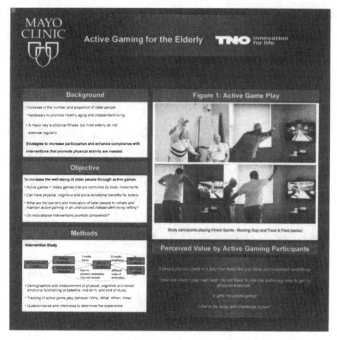

图 5-8 项目海报的案例：为老年人设计的运动游戏

对外，我们拥有两个网站，其中一个是关于创新中心自己的，另一个是我们每年一届的变革论坛。这两个网站都被植入在大梅奥中心的网站中，可以在 http://www.mayo.edu 上找到。梅奥诊所创新中心的网址是 http://www.mayo.edu/center-for-innovation（见图 5-9）；同时，变革论坛首页，包括了即将召开的变革论坛特殊信息，以往会议的总结也可以在 http://www.mayo.edu/transform 上找到。两个网站都可以很容易在搜索引擎中找到。

找到正确的故事

除了我们的网站和社交媒体宣扬的好处之外，我们自己也出现在网站上并被作为一个关键部分来吸引参观者浏览我们中心的网站，包括梅奥诊所创新中心的博客，它提供简短的信息。我们传统的印刷类媒体资料上也印有我们网站的信息。我们收到了很好的效果，从 2011 年到 2013 年，我们创新中心和变革论坛的网站流量增长了 200%。

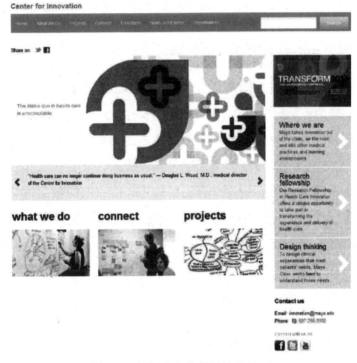

图 5-9　创新中心外部网站的首页

　　最关键的是，我们战略中的关键部分不仅变得可视化，而且把故事传播到可见到的公众那里。而且，不需要邀请外面的人员去写关于我们或我们的项目的故事，我们自己来将它们写出来，然后把它们发布在网络上，同时我们还可以"掌控这些故事"。自然，我们的网络文章会被内部的观众"消费"，这可以使他们随时了解我们创新中心在做什么，以及这些项目是如何被交流给外部世界的。

内容

　　这不惊讶，你会在我们的网站上找到一些故事是告诉你去使用几种媒体格式。在特殊的创新中心项目总结中的注解和文章，还有那带有链接到更多文章的成功故事，以及在文章中、视频中和多媒体中出现的支持资料。这些文章可以帮助我们解释设计思考和我们整体的变革健康服务的趋势。这里也会有图片的链接，图片是关于我们的工作场所、我们的历史文字，以及最新发布的消息和活动事项。梅奥诊所创新中心的网站是保持持续更新的。

梅奥诊所创新中心交流和社交媒体平台

在梅奥诊所创新中心网站，植入链接键的多媒体平台就是大家知道的梅奥诊所创新中心社区。设计"梅奥诊所创新中心社区"就是为了创造一个快速的、创新中心可以改变的、内部或外部部门可以双方向非正式会谈的地方。同时，它也可以实现创新，通过学习他人、分享想法和一起工作的方式。它服务于创新中心去建立自己的标志，给我们的员工机会去展示自己成功的案例和建立自己个人的标志。创新中心社区主页的链接是：http://www.mayo.edu/center-for-innovation/connect/center-for-innovation-community。

在社区中，你会发现梅奥诊所创新中心的博客，在社交媒体上的积极互动，包括推特、脸书、Pinterest 和 You Tube：

◆ 推特（Twitter），我们的标签是 #MCCFI（梅奥诊所创新中心）。

◆ 脸书（Facebook），梅奥诊所创新中心在脸书上运营着"梅奥诊所创新中心"（Mayo Clinic Center for Innovation），通过它分享故事、发布活动和视频，在朋友社区里收到反馈。

◆ 变革论坛（TransForum）是我们年度变革论坛中沟通消息和吸引社区反馈的社交媒体平台，它全年都持续活跃着。

◆ Pinterest，Pinterest 允许来自内部或外部的每个人到梅奥诊所创新中心去发布照片。比如，变革论坛上的一个瞬间，或一个正在进行项目的相关图片。

◆ YouTube，一个特殊创建的 YouTube 节目单，覆盖了既往变革论坛的数百个视频。

我们同时还通过 Yammer 这个社交媒体平台，与梅奥诊所保持着活跃的非正式会谈。

梅奥诊所创新中心博客

作为社交媒体战略的一部分，我们应用博客来快速地发布新闻故事，这给我们团队的成员提供一个途径向社会公布他们的工作，使他们能通过自由撰稿来建立他们自己的个人形象。我们使用博客与其他团队成员一起撰写文章或其他资料来在梅奥诊所的社交媒体上发布海报，这包括在梅奥诊所的推特、脸书和 YouTube 网页。

博客是目前用来紧跟梅奥诊所创新中心所发生的事情的最好的，也是最常用的途径。你可以在网址上 http://blog.centerforinnovation.mayo.edu 找到我们的博客。图 5-10 演示的博客示例就是我们创新中心的医疗主任关于梅奥诊所创新中心是如何努力"塑造未来医疗保健"的博客。

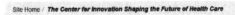

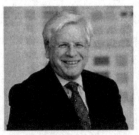

图 5-10　博客示例：塑造未来医疗保健

公共事务

在梅奥诊所创新中心，我们早就认识到，在我们感兴趣的领域里的主要杂志、期刊和博客上获得曝光的好处和机会。我们长期向媒体投稿来发布消息、文章和实况报道，以求刊登。

另外，我们还与健康界的关键记者和博主培养良好的关系。以我们的经验，一旦你有个故事要讲，就要面对经过仔细挑选的名单，用同样的语态讲述出来。

知道我们所知道的：知识管理

在梅奥诊所创新中心，我们坚持不断地创建关于我们活动的新资料和新文件。我们与外界保持着长期联系，我们也从外界收到了数不清的接触。所以，把我们所知道的、我们所说的和形成文件的，以及我们与他人的交谈内容进行归类是很重要的。

作为一个成果，遵循沟通、交流的职责，我们创建了知识管理功能，它是知识基地，它是大于"数据库"的，它可以创建我们的联系、投入和产量。就像我们在这个章节开始时所介绍的，目的是避免重复工作，最大化地利用我们的知识和工具，帮助我们自己管理好自己，管理好我们与创新中心以外的会谈。

我们的知识管理功能有三个部分：沟通、交流的建立；项目的创立；联系人管理数据库。

沟通、交流的建立

"组织的记忆"是大型组织对已经做了什么以及谁就某件事情说了什么的记载和知识整理，对于任何一个大型组织来讲，这都是个挑战，对在复杂组织和行业中引领前沿变革者来讲尤其如此。我们在早先的时候感到，去追踪我们的活动和进程以及我们如何向大型组织"传达"进程是非常重要的。我们的沟通、交流的建立是指亲自动手去保持方向，评估表现，沟通我们的"数字"和成功，同时使我们的信息对外面的人来讲是清晰的。

在梅奥诊所创新中心，我们保持着热忱的创立，并由深厚图书管理学知识的人来运营这个热忱的创立。她的角色就像我们的"Radar O'Reilly"（来自电视剧 M*A*S*H），测试着所有正在进行的事务。当我们要找什么或记载什么，她是最佳人选。正如电视里展现的，我们要不就是胡乱地翻找，要不就是因为离开了她而失败。

项目的创立

梅奥诊所创新中心是由 SPARC 实验室演化而来，那是个小的、只有一名设计师和一名分析师组成的团队。在 2008 年梅奥诊所创新中心成立的时候，我们的团队开始快速成长。在那个时候，年轻的精练的（lean and mean）团队只有很少的进程，但是，他们坚持去做的事情是：用雅致的方式来书写他们的项目工作。为什么？因为他们坚信，即使有一天某人对他们的项目没有相关的知识，这人也会从他们的工作中学到知识。随着梅奥诊所创新中心扩张所带来的迅速增长，书写报告和捕捉自然的方式变得迥然不同。我们真的不希望在那里设置太多要求，那样有可能减少创造力和热情，所以我们开始整理项目信息，并在我们的网站上采用了两个形式——保持原状和采用重构方法，另外还有个共同分享的文件夹。现在，我们的团队成员可以链接到那里，去找到共同实施的项目，以及与项目故事相关的支持文件。

分享我们所知道的，以及分享我们从项目工作中所学到的洞察是首要的。这就是我们经常的要求："告诉我更多关于你的项目工作的，以及那些阻碍你工作的事情。"作为我们梅奥诊所创新中心"一部分声音"，我们创立了"项目的创立"，这样我们可以积极地表达这些来自内部和外部的类似需求。从那时起，我们便使用项目创立作为主要的资源去创作所需的故事，包括我们在外部网站上分享的项目故事（见 http://www.mayo.edu/center-for-innovation/projects）。

同时，我们开发了"用于沟通交流的项目总结"项目故事模板，供团队成员去用简洁的形式来交流项目的本质：

◆ 项目名称和平台

◆ 项目回顾（30 ～ 50 字，采用"电梯游说"的视角）

◆ 背景（150 字）

◆ 项目描述

◆ 成果（30 ～ 50 字）

◆ 大处着想（更远的目标，25 ～ 30 字）

◆ 小处着手（主要步骤、原型、飞行计划，25 ～ 30 字）

◆ 迅速行动（如何以及从哪里植入，25 ～ 30 字）

◆ 项目资源（链接到 PDF 文档、一页总结、网络录像或项目照片）

◆ 项目联系人（设计师、医生、相关权益人和其他同事名字）

◆ 项目分析（结果、影响，简短没有字数限制）

◆ 状态报告（如果还是在过程中）

◆ 所得经验（成果经验、障碍、失败经验和深度探讨）

◆ 结束报告（如果已经植入或暂停——哪里？是什么？为什么？）

这个模板和长期不懈的实施帮助我们以标准的形式来沟通、交流我们的项目，这使梅奥诊所创新中心的人使用起来容易，而且这使外面的人始终陪伴着我们。

联系人管理数据库：我们的创新客户关系管理工具

令人惊奇的是，每年梅奥诊所创新中心都有许多人需要联系。我们组织来自健康医疗领域、其他行业组织以及媒体的数百名个人或团体前来参观，并且参与其中。我们的变革论坛在 2013 年有 850 个人参加。我们也每年联系并组织有数十人在梅奥诊所进行参观。

如果我们没有追踪这些联系人，我们会失去许多有价值的信息、洞察力和未来潜在的合作者。所以，我们保留了以往我们联系过的客户关系的简单数据库，即基础的联系信息、业务联系属性等。这些数据可以被搜索，并且被应用于制定成与合适兴趣相关的沟通目标和邮寄名单。

梅奥诊所的创新之路：如何使沟通和知识管理为你所用

至此，作为融合的一部分，值得花一些时间来总结一下我们在沟通和知识管理上的战略、能力和经验了。

◆ 融合代表着它不仅仅是新闻和成就的主动输入（灌输）和播散（扩散），而且也包括原则、设计思维的实施和梅奥整体的创新。

◆ 融合包括沟通和知识管理，以及创新加速器，这将在第6章中描述。融合是梅奥诊所创新中心的关键战略和成功的故事。

◆ 沟通的功能远超过传统社会关系的作用，它是战略性的沟通、交流。就像它字面所建议的，它结合了约束主动沟通交流，从广阔多样媒体到不同带有保留和关键概念记忆的观众，以及梅奥诊所创新中心的联系人和创新行业大的社区。

◆ 沟通的目标包括：播散信息以激发创新中心和大梅奥诊所的员工，建立专业化的形象和直觉；丰富和支持一个强大的梅奥诊所创新中心标志和梅奥诊所的品牌。

◆ 梅奥诊所创新中心的标志包括清晰和持续的信息、信息样式以及针对梅奥内部人员和外部人员的图表模式。

◆ 媒体不仅包括传统的印刷媒体，同时也包括网站、社交媒体。另外，我们还有传统社会关系办公室在健康社区内活跃的新闻分享。

◆ 我们使用传统的简讯并将简洁的、每月一页的梅奥诊所创新中心项目总结提供给高层管理人员。

◆ 在网络上，我们客观地去实现"在网络上发布并拥有关于梅奥诊所创新中心的故事"的目标，我们实现了在更宽泛的内容上长期使用博客、社交媒体工具去支持我们的信息，实现"用正确的故事"在多渠道吸引流量到我们其他的媒体上的目标。

◆ 我们进行知识管理的作用包括：大范围维护沟通、交流档案、项目档案和联系人CRM数据库。

从这里开始，我们将进入关于融合的第二个重要部分：创新加速器。在第6章我们将描述我们最有把握的平台，用于灌输和播散创新，将创新从梅奥诊所创新中心扩展到大梅奥组织中，以及世界范围内的健康社区中去。

加速融合

创新加速器平台

创新的属性已经改变，它不再是一个人在实验室里辛苦地工作以求开发出一些伟大的发明的事情，它已经成为多学科的，它已经成为全球化的，它已经成为多方协作的。

——彭明盛（Sam Palmisano），IBM 前 CEO

第 5 章介绍了创新中心如何围绕创新促进智力资本活跃并渗透（transfusion）的故事，并且该"渗透"是通过部署了多种多样的沟通媒介和知识管理工具实现的。第 5 章接着描述了我们沟通、交流和知识管理的内核它是内容广泛并活跃在梅奥诊所创新中心及其合作者之间双通道、非正式的交流，这些合作者既有来自梅奥诊所内部的合作者，也有来自大医疗健康创新社区的外部合作者。毫无疑问，沟通、交流和知识管理核心是梅奥诊所创新中心战略的一块基石，也是我们与传统创新组织之间的一个基本区别。

同时，我们认为沟通、交流和知识管理对在梅奥诊所创新中心和大社区之间融合的新想法是至关重要的，从一开始，我们就希望坚守这个宗旨久远一些。在我们认识到"大处着想"的益处的早期，就开始将来自外界的创新活力驱动到梅奥诊所创新中心，并且进一步将之从梅奥诊所创新中心驱动到梅奥诊所的外部和更大的医疗健康社区。

这些思考导致在另一个核心活动上的大量投资，进而真正向前推动了创新。最初，这项活动的得胜者是由我们这部书的共同作者吉安里克·法鲁吉雅医生在创新平台上发起的文化和文学能力项目。在 2013 年，我们在规模和战略重点两个方面拓展了这一活动。我们重新将平台命名为"创新加速器"，我们并为它配备了一个工作勤奋的经理和多学科团队。

创新加速器平台的设置加速和巩固了融合，拓展了沟通、交流和知识管理核心，甚至超出梅奥诊所创新中心的范畴。这个平台实际上从外界带来了教育培训资源和存储想法的管理工具。同时，我们在梅奥诊所运营单位内，支持一个旨在促进新想法和原创项目的独特的内部孵化器。更简洁地陈述一下，创新加速器的战略目标就是"在梅奥诊所范围内，建立和催化一个胜任的创新模式"。

在创新加速器平台内，有 7 个正在实施（"政策"）的小项目，列出如下：

◆ **CoDE 创新奖**。它是针对正在成长的好想法的种子基金。

◆ **变革论坛**，它是一个长度是三天的、聚焦医疗和医疗服务实践之变革的论坛。

◆ **不同的思考**。每季度一期的非正式的系列交流会，该系列交流会邀请来自多领域的、著名的和令人耳目一新的演讲嘉宾 / 权威专家聚焦创新。

◆ **尤里卡（Eureka）**。它是一个基于互联网的工具，用于鼓励员工针对工作中的特殊挑战而提出新想法。

◆ **梅奥诊所创新中心创新工具包**。它是一整套的线上案例参考、工具和资源。

◆ **创新催化剂认证资格**。它是一个创意和亲身的体验，为了学习和应用创新，以及与亚利桑那大学合作开设的设计思维课程。

◆ **梅奥诊所创新中心的咨询服务**。它是一项为外界客户提供分享最好创新实践的服务。

针对孵化创新的 CoDE

你还记得在导言那个章节里提过的儿科采血椅吗？

你也许会很惊讶那把采血椅并不是真正的梅奥诊所创新中心的项目。

儿科采血椅是梅奥诊所在实践中发展出来的，由儿科医学部负责的一个 CoDE 的项目。这一项目获得了种子基金以及来自梅奥诊所创新中心的一些帮助，但是梅奥诊所创新中心没有发明和发展它。那么，什么是"CoDE"？它是"联系、设计和实现"（英文首字母缩写，同时它也阐述了我们创新加速器的模式，它已经成为我们最成功的故事。

　　在 CoDE 成立初期我们就认识到，梅奥诊所创新中心在发展围绕医疗健康的新想法上是不能搞垄断的。在任何组织中都将有更多新生的和改良的事物要出现，从"脚踏实地"实施服务的人们到每日进进出出的产品。在我们的实践中，团队成员都有好的想法，同时我们也愿意做一些事情来帮助他们前进。我们认识到，在大型企业中的许多好想法都是在成千次的"刀割中死掉"，多层次的审阅、"建设性的批评"、财政的过失，等等。我们愿意来保护这些想法，使之不受上述困扰。

　　在梅奥诊所创新中心，我们感觉到，仅仅提供知识、工具和鼓励是不够的。比仅仅"参与其中"要好的是，我们愿意在发展他们的新想法时去"亲自动手"。同时，我们强烈地认为，创新组织应去发掘多种途径去为员工提供"思考的时间"，而它正是关键的部分，能够被员工拿来创造思想；同时，企业应该授权给员工，让他们可以在正常工作之余从事他们热衷的项目。在其他行业中，谷歌和 3M 公司在这点上做得非常好。

　　因此，我们感到要及早建立和管理内部的创新加速器。为了使它正常工作，我们需要一个清晰的过程来辨别、选择和从财政上支持 CoDE 的项目，同时使大梅奥组织能够非常熟悉这个程序。所以，我们使 CoDE 品牌化，自此，CoDE 已经成为梅奥范围内主要由创新中心主导的创始项目。CoDE 是梅奥诊所第一个获奖项目，它在整个企业内为所有员工提供有关创新的财政支持。

　　CoDE 已经面世 5 年了，它已经为梅奥诊所创生了许许多多一流的创新，比如儿科的采血椅（见图 6-1）。

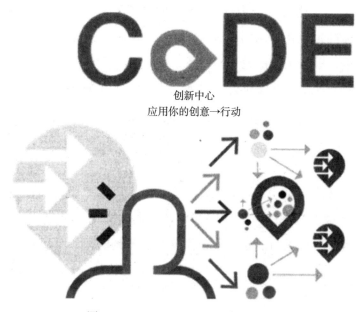

图 6-1　CoDE：联系、设计和实现

CoDE 是如何工作的

对于 CoDE 项目，梅奥诊所创新中心扮演着内部的天使投资人的角色。梅奥诊所创新中心每年为筛选出来的 CoDE 项目提供高达 5 万美元的经费。实际上，每年大约有 10 个项目被选上。任何一个 CoDE 项目都必须在一年内完成，进而保证以最快的速度推广到市场中去，避免"特性蔓延"所带来的项目发展期延长，以最好地与市场需求相搭。项目是对梅奥诊所的所有人公开的，医生以及非医疗人员都包括在内。梅奥诊所创新中心的设计、项目管理和技术资源都可以被带入到项目中，大部分 CoDE 项目都会在团队中配备工作人员和梅奥诊所创新中心的顾问。对外界的资源和服务，都可以去购买，为了实现一年内将项目植入进来的期望，这些购买行为会发生许多次。

每年都会带来新的 CoDE 周期。在 2013 年度周期中，有 88 个新想法被推进，一些想法是从尤里卡想法管理工具收集到的，对管理工具将会在下面予以描述。经过梅奥诊所创新中心和由宽泛的梅奥实践团队成员组成的委员会审核，这些项目中将有 25 个项目进入最终名单。最终的筛选将使用九项标准，包括：项目是如何革新的，如何使项目在客观上适合梅奥诊所的战略，以及项目的总体价值等。

CoDE 将通过梅奥诊所公司层面的大会和大张旗鼓的声明来表彰获胜者，通过一本完整的小册子来将一年内筛选出的、用于宣传的梅奥所有"创新成分"放在一起，用这些方式去分享从以往 CoDE 项目中获得的现有结果。

在梅奥诊所创新中心，CoDE 办公室配备了一名全职的项目经理和一名设计师。对于梅奥诊所创新中心以及梅奥的其他人力资源，比如 IT 工作人员或其他工作人员，在有一定意义和需要的时候，都可以使用。

CoDE 项目案例

CoDE 的大多数创新都是"相互联系的"，而且它们旨在解决特殊问题，远胜于只是改变自己。但是，最终它们都适用于"这里，那里和无处不在"的愿景。自然而言，像儿科的采血椅一样，从新想法的源头上看，它的最终成果在根本上是让医疗实践受益的，但是这些概念和工具可以而且被经常应用在其他地方。CoDE 项目也能够用于招展梅奥诊所创新中心的相关支撑技术，例如患者移动监控系统。

自 2007 年起，在 CoDE 所完成的 5 个周期中，有 47 个奖项被颁发给了 32 个提出建议的医生，有 15 个奖项被颁发给了相关的医务人员（总共 62 个奖项）。注意，把奖项颁发给"相关的医务人员"这一点：CoDE 项目是对所有梅奥员工开放的，而不仅仅是对医生开放。实际上它被推崇为独一无二，而且它突出表明：没有人能独占创新。

以下是关于 CoDE 奖项的例子：

◆ 完善脊柱手术量。这是一个针对脊柱手术前和手术后的患者体验、体验改善和手术室利用的再设计。

◆ 通过远程监控在运动中出现的脑震荡来评估。目的是监测脑震荡和中等程度脑损伤。

◆ 以暴露为基础疗法来治疗紧张障碍的应用程序。该应用程序为患者提供以暴露为基础的疗法，并把他们与医疗专业人士相连通以治疗紧张障碍。

◆ 梅奥诊所应用程序。这是一个广泛而基础的应用程序，以信息和短信方式通知患者前来就诊，帮助他们找寻他们应该到哪里去就诊，以及他们如何为就诊做准备；应用程序就像一款"电子管家"那样工作，同时它是关于梅奥其他信息的资源；我们将在第 8 章描述这个应用程序。

◆ 不让任何一个人孤单地去世。它吸收了俄勒冈州一名护士发明的模式。提供给志愿者联系网络，用以在患者生命时段的最后 48 小时，使志愿者陪护在没有家属的患者床前。

◆ 血氧刺激器。这是为了监测在低度麻醉状态下患者的血氧水平，而且当水平降低时，用机械自动地给予刺激。

◆ 适用于轮椅使用者的患者。这是一款智能电话应用程序，通过测感器产生压力图像；用于观测患者由于每日乘坐轮椅而产生褥疮的高风险接触点。

◆ 中风远程医疗。这是为了使地处偏远或乡村的患者的病情评估和治疗与医生建立进行视频对话链接。

◆ 外科病理远程会诊。计算机数字玻片，用更大的成像幻灯片替代常规显微镜载玻片上的大尺度成像；允许合作者读片和讨论，以达到临床诊断一致。

◆ 儿科炎症性肠病自我评估工具。这是基于互联网的游戏，目的是培训儿科炎症性肠病患者；为他们提供治疗建议和有害药物治疗反应的知识，为他们提供好的营养物质的优点的相关信息，以及一般情况下的疾病护理知识。

在这些项目中，不难看出相互之间的不同。总之，通过四个周期，CoDE 已经实施了如下项目：

◆ 14 个护理实施模式；

- ◆ 12 个发明的发布；
- ◆ 6 项专利申请；
- ◆ 5 个产品执照；
- ◆ 2 项服务项目；
- ◆ 2 个临床观察 / 试验；
- ◆ 1 个培训实践模式；
- ◆ 1 个临床共识工具。

为什么 CoDE 是重要的

像梅奥诊所这样繁忙而复杂的企业，其任何创新决定都需要多个步骤上的执行者的同意，这样对时间来讲比较紧张，更不要提花费在创新思考和为项目找资源上的时间了。这不令人惊讶，要知道当以天为单位来安排患者预约就诊时，是很难挤出"自由"时间的。

这是我们为什么创建 CoDE 的最大原因。

CoDE 提供正规化的和启动性资金给那些直接与我们的关键客户（即患者）相关的新想法创始人。这强化了创造力和全企业的创新实践，同时重要的是，它建立了协调工作和实践中的创造力的机制。它还把新的想法带入产品中，而不需要强烈关注产生新想法时所耗的资源。更深入地讲，新想法的产生有了真实世界的根基。也许最重要的是，CoDE 项目是对梅奥诊所所有员工开放的。这种开放环境中发出的信息是事关创新的想法，而且多数情况下应该是来自任何地方。

CoDE 项目实施了五年，以及这带给我们的工作经历，就像你在前面的数字中看到的，再加上下面那些无形的证据，CoDE 已经非常成功。梅奥 CoDE 获奖项目的内容已经被广泛传播，它们都回响着共同的主题：CoDE 对务实、可操作的创见的发展是非常重要的。

我们从实施团队成员那里听到的内容如下：

"CoDE 基金不仅经常给创新提供资源，而且它还鼓励你们在不受约束的方法上将之实施于不同领域中，进而获得另一笔基金支持。"

"CoDE 不仅引入了资源和专家，而且它还允许我们去集中精力并对这些事项非常热情。"

"与 CoDE 在一起，没有任何障碍。"

其他的 CoDE 经验还包括这些：

◆ 一个充满激情和奉献精神的团队比金钱奖励重要。

◆ 如果梅奥诊所创新中心主动地参与现场工作的进行，促进设计思维和以用户为中心的调查，清除障碍，促动社会联络和相互合作，项目大多数会更成功。

◆ 在早期，建立企业间的联盟对于加快项目进度、清除资源短缺障碍和为将之植入实践提供支持是非常重要的。

最后，CoDE 真正发展和促进了团队协作和员工间的合作，这展现了梅奥诊所创新中心的能量和价值。

变革论坛：每年最大的行业会话

从计划的一开始，梅奥诊所创新中心就寻求在医疗健康上创造一个"奉献给世界"的起点，以继续和发展一场严肃的会话来讲述变革、变化。在这方面，我们开始了一个每年一度的会议、世界范围内的论坛，如果你愿意有另外一个"伍德斯托克音乐节"的话，这是关于医疗健康经验的创新，我们称呼它为"变革论坛"。

每年为期三天的变革论坛（见图 6-2）于每年 9 月份在罗切斯特市中心的梅奥城市会议中心举办，这里距离梅奥贡达大楼只有几个街区远。

变革论坛的目的是"在一个思想丰富和致力于奉献个人所形成的团队内，培育和促进一场正在进行的对话，从而带给医疗健康领域有意义的、变革性的改变，形成有影响力的行动"。

变革论坛的讲台带来知名的演讲嘉宾，以吸引能推动创新的组织和鼓舞人心的行动。这是梅奥诊所创新中心为建

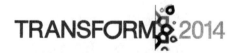

图 6-2 变革论坛 2014

立一个围绕医疗健康的创新社区和针对需求进行变革的一部分行动。

这一活动由令人惊奇的约翰·霍肯贝瑞（John Hockenberry）来主持的（一会儿会有关于他更多的相关内容）。刺激感官的多媒体会议，吸引着医疗健康行业的行政总裁和其他领袖，以及相关企业、医疗健康提供商、新闻工作者和患者来分享他们的经验。演讲者和参与者深入交流，有些时候还包括有争议的话题；演出的每一个部分都是精心设计，为了留给人们深刻的印象，实际也确实做到了。变革论坛实现了广阔的媒体覆盖，许多参与过程的视频片段也被上传到 YouTube 网上，只要一搜索"梅奥诊所YouTube 频道"，同时加上"变革论坛演出名单"，你就可以看到这些视频。

变革论坛的故事

我们在 6 年前启动了论坛，认识到任其自然发展的战略并不适合我们。我们更愿意与众多的参会者协作，并且带动整个行业的人才来努力。我们第一次会议（在将其改称"变革论坛"之前）有 161 位参会者，其中 88 位是梅奥内部的人士。在这次会议上，当时担任梅奥行政总裁的格伦·福伯斯（Glenn Forbers）医生宣布了梅奥诊所创新中心的成立。

在过去的几年，变革论坛增长非常快速，2009 年参加人数为 435 人，2011 年是 728 人，在 2013 年参会人数是 849 人。在 2013 年，参会人员来自 14 个国家、32 个州，代表着超过 300 个组织。大约有 119 人是来自医疗健康的其他行业从业者，37 个来自教育机构，另外 37 个来自设计单位；有 17 个是制药企业和医疗器械公司代表，16 个是医疗技术提供商代表，还有 13 个是零售企业代表参会。这些数据（及更多信息）都可以在图 6-3 中找到。

在 2013 年，我们第一次有超过 2 000 人在线即时观看。同时，我们2013 年还得到了一个特别的赞许，那就是明尼苏达州公共广播电台联系我们，询问他们是否可以在午间新闻上发布变革论坛的内容。我们以热烈的同意来回应，然后有多个会议谈话节目在电台播出。这样一个广泛的公共电台战略就实现了。

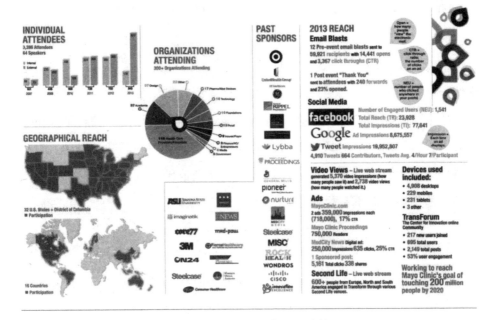

图 6-3　2013 年变革论坛总结

　　我们使用这个为期三天会议作为节点，来跳转到更广泛的对话中。变革论坛的对话通过梅奥诊所创新中心的社交媒介架起并继续。在 2013 年的其他统计中，我们变革论坛在脸书首页上 1 314 个赞，获得了超过 1 800 万推特的转发记录，在梅奥诊所创新中心的网上社区，有超过 2 000 个海报，这些都会在第 5 章里描述。

　　我们非常小心地处事以使梅奥诊所创新中心和梅奥诊所不去当这个活动的明星，甚至会议内容以及演讲都不以梅奥诊所或梅奥诊所创新中心为中心；梅奥诊所创新中心的项目在为期三天的会议中只提供了一些。变革论坛的讲台是仔细搭建起来的，为的是提供一个最新型的、友善的并与经历相关的讲台（见图 6-4）——在

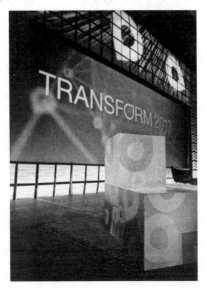

图 6-4　变革论坛的讲台

2013 年，外部参会者占到了 70%，几乎是以往会议的两倍。

2013 年为期三天的论坛由约翰·霍肯贝瑞主持，他是一名新闻工作者，前《NBC 新闻》《ABC 新闻》和美国公共电台的撰稿人。没有人会比约翰·霍肯贝瑞做得更好了。他拥有覆盖医疗健康领域的深入见解和经验，他主持着对话，并做了强有力的开幕演讲和闭幕评注，综合了演讲者的演讲内容，而且在对话中和讨论后都提出了非常好的问题。风趣、清晰而有见地的霍肯贝瑞是这个活动的明星，而且他始终不断地使演讲人成为被关注的焦点，而不是他自己。

程序和奉献者

变革论坛以提供大量的演讲人为特点，但是，在这么多的演讲人中限定单向的演讲是困难的。大约有一半的演讲是讲台上的非正式对话，对话成员由 3～4 个来自不同背景和不同行业部门的专家组成。随着对话和讨论，观众们可以看到多种媒体形态的演讲，包括音乐家表演、视频短片和由于医疗变革而使生命受益的患者令人暖心的故事分享。当然也有轻松的时刻，那是两位当地 5 年级的同学演示了一个在医疗领域使用纳米技术进行识别的机遇和挑战的项目。变革论坛既是严肃的也是轻松、愉快的，它承载着影响力和洞察力。

下面列举了 2013 年变革论坛上的一部分演讲人和对话者：

◆ 玛丽亚·巴蒂鲁莫（Maria Bartiromo），CNBC 的制作人和撰稿人。

◆ 蒂姆·布朗（Tim Brown），IDEO 的主席兼行政总裁；梅奥诊所创新中心外部咨询委员会委员。

◆ 南希·斯奈德曼（Nancy Snyderman）医生，《NBC 新闻》医疗主管编辑。

◆ 萨莉·奥肯（Sally Okun）护理师，患者安全的倡议和政策组织副主席，www.patientslikeme.com。

◆ 戴维·艾瑞克森（David Erickson）博士，旧金山国有保留银行社区发展投资部主任。

◆ 迈克尔・格林（Michael Green）医生，宾夕法尼亚州医学院医学与人类学教授。

◆ 罗伊・贝弗里奇（Roy Beveridge）医生，胡曼纳医疗主管兼资深副主席。

◆ 保罗・雅各布（Paul Jacobs）博士，Qualcomm 主席兼行政总裁。

◆ 杰基・詹宁斯（Jacky Jennings）博士，公共卫生硕士，约翰・霍普金斯大学儿科及内科学副教授。

◆ 山姆・胡（Sam Ho）医生，联合医疗健康首席医疗官。

◆ 拉里・基利（Larry Keeley），Doblin 主席兼合伙创始人，德勤咨询公司主任，梅奥诊所创新中心外部顾问委员会成员。

◆ 埃里克・曼海默（Eric Manheimer）医生，美国医学院研究员，纽约贝尔维尤医院首席医务官。

◆ 凯文・隆尼伯格（Kevin Ronneberg）医生，Target 跨国公司助理医疗主任。

◆ 达拉斯・史密斯（Dallas Smith），苏珊・马泽（Susan Mazer）C.A.R.E. 患者挚友电视台音乐家和制片人。

变革论坛的内容是如此广泛和多样，以至于在这里不能详细地将之描述。但是，可以举例，在 2013 年会议上的对话、讨论包括如下方面（大部分内容可以在 YouTube 上找到）：

◆ 科学的星期天。生活得更好和更长寿的路径（包括上述第 5 级）。

◆ 重构。通过不同的镜头来理解现今医疗健康的大图景。

◆ 碰撞。医疗健康产业是如何改变其他产业的，以及其他产业是如何改变医疗健康产业的。

◆ 规模。在我们学习着使用已有的成功模式时，如何降低改变中的不确定性。

◆ 解决。为什么必须将患者的需求作为医疗健康复杂解决方案的中心。

◆ 重建。顾客的痛点以及如何通过"推销"模式来帮助改善患者的体验。

使变革得以实现

举办以变革为范畴的论坛是一个主要的义务和投入，但是我们感到作为融合机制以及为在这个行业中保持领袖品牌，这是值得的。义务和投入包括全时间的项目领导，他们是由从梅奥内部人力和外部的专业会议组织者中抽调的 15 人组成的团队。花销和该计划的一些损耗都是由一个小范围的赞助者提供的，这些赞助者包括世楷家具、塔吉特百货（Target）、思科、英特尔和 3M。

作为在融合和品牌上的投入，我们对变革论坛创造的效果是非常满意的。

一系列不设预期的对话：不同思想的系列演讲人

作为我们宗旨的一部分，即继续用新的思维来"滴灌"我们的企业，而作为外拓变革战略的一部分，我们邀请一系列著名的演讲人和人士来为梅奥诊所创新中心团队和梅奥的大部分听众演讲。我们称呼这是：一系列不设预期的对话：不同思想的系列演讲人。

宽泛的目标是向外面的专家学习，并且引入新的未来展望到我们的工作中。每一个季度，我们都邀请一个演讲人，就像我们看到的，这些演讲人拥有多样的背景。演讲的题目是特殊的或普通的；形式通常是演讲与非正式对话的结合。人们可以把这些议程看作是"变革论坛两小时"，也可以将它们看作是对那些不能参加变革论坛人们的弥补手段，以及对变革论坛对话的继续和加强。

演讲人通常都是世界闻名的不同领域和行业的专家。他们参观梅奥诊所，并且在他们感兴趣的领域现身说法。这样他们可以围绕这些经历去分享更多的洞察力和激励，可以使我们在医学领域的工作得到认同和传扬。这些演讲被制成视频并供梅奥诊所的所有员工观摩。

自 2012 年开始，这个系列已经带来了一些演讲人到梅奥，他们包括：

◆ 马克·史密斯医生，加利福尼亚州医疗健康基金的主席兼行政总裁。

◆ 休·谢尔顿（Hugh Shelton）将军，第 14 届参谋长联席会议主席。

◆ 戴维·凯勒，IDEO 创始人。

◆ 戴夫·格雷（Dave Grey），XPLANE 的创始人，XPLANE 是一家创新形象化和图像设计所。

◆ 米歇尔·克罗医生，亚利桑那州立大学主席，我们在"创新催化剂"项目中的合作者。

◆ 萨拉·米勒·卡尔迪科特，汤姆斯·爱迪生的孙侄。

◆ 山田溪医生，武田制药资深副总裁，比尔和梅琳达盖茨基金前全球医疗项目主席。

◆ 吉米·哈科特，世楷家具公司的行政总裁。

我发现了它：艾瑞卡想法管理工具

医疗服务不是简单的朝九晚五的工作。梅奥诊所及其附属医院每周 7 天／每天 24 小时营业，而且覆盖多个州。许多实体都有高度特殊的岗位；比如，一个部门专门负责准备好每一次手术所需的器械，而且是量身定做地为手术做好准备。从如此广阔的范围内尽可能多地收集想法以及高度专业的基础信息，这就是一件重大的事情，毫无疑问会有许多读者愿意分享这本书。

我们当然希望创建一个简单、开放、每周 7 天／每天 24 小时、电子版的想法提交系统，这样会使我们能简单地去收集、评估和管理。我们从外界的公司学到了一招，例如 IBM，它已经建立了这样的系统。IBM 已经建立了成功的"吉姆会话"项目，用以建立内部的员工联络平台，并且它能够解决令人烦恼的问题。我们再次检查了现有的新想法管理软件，这样我们可以更快速地推进，而不至于陷于只是打造一个仅限于本单位的工具之中。我们从一个名为 Imaginatik 的公司（http://www.imaginatik.com）选择了我们的平台，Imaginatik 的创新中心新想法管理平台是充满思维能力和解决方案的工具，其设计是实现"链接并收集来自员工、顾客和合作者的智慧"。

我们推出了创新中央内部软件，并称呼为艾瑞卡。这个软件工具允许专业的梅奥部门或团队去在线"设计"解决方案，以交换的方式来表达他们自己的挑战和困难。由梅奥诊所创新中心前来帮助团队架构挑战，另外再由以部门为基础的团队收集、评估、选择和执行这些最好解决方案。重要的是，我们将挑战的生命周期设置为 5 ~ 10 天，以期收到一个快速和富有能量的反馈。

尤里卡允许每个人都来贡献解决方案，以及建立新想法上的相互依赖，进而去管理挑战和变化，这些加速了问题的解决。一个尤里卡"事项"通常情况下都有一个赞助团队和审核团队，这些参与通过前期市场推广、团队会议等得到加强。

作为一个整体，事项团队可以为新想法投票和下达指令，以及形成另外一个想法。平台拥有一个有效的评估工具，通过不同的标准和项目专家来多次评价内容，以凝集团队智慧，进而使最好的想法脱颖而出。团队成员对新想法拥有所有权，并且有权推动这些想法直到项目完成。

梅奥诊所创新中心可以帮助他们过滤、辨别和综合主题，中心可以将流程改造得更加便利。尤里卡所产生的新想法已经被标志为新的机遇，而且它们已被启动为" CoDE 项目"。到目前为止，在梅奥内部已经有 8 个部门使用尤里卡来主办它们自己的"吉姆会话"。

放更多工具在工具箱里：梅奥诊所创新中心创新工具包

你愿意针对专业的挑战来提供帮助吗？你愿意学习一项新的技术吗？想阅读关于设计思维方法的案例吗？需要一个不同的方法吗？梅奥诊所创新中心的创新工具包可以使这些更容易实现，而且这是一个非常重要的途径，它使我们将设计思维知识播散到企业中。

梅奥诊所创新中心的创新工具包是在线的技术、知识与设计思维相关的洞察力的存储库（见图 6-5）、工具和专业技能，比如头脑风暴图、原型图和线框图都是可以快速拿来参考或深度学习的。工具包是最佳实践、案例学习、样本的存储库，可以非常方便地通过网络接入进来，有的案例是较短的视频。这些工具是由梅奥诊所创新中心开发或由外部企业改造和编辑的。工具包资源是为梅奥诊所创新中心团队成员和大梅奥组织提供服务的。

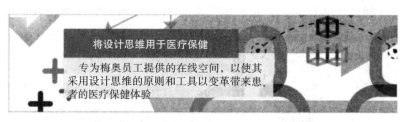

将设计思维用于医疗保健

专为梅奥员工提供的在线空间，以使其采用设计思维的原则和工具以变革带来患者的医疗保健体验

图 6-5　梅奥诊所创新中心工具包

通过认证：创新催化剂认证

经过培训取得专业资质证明等经常是件好事情。为了满足取得一个专业资质的培训要求，就要参加不同的日程安排，而这也是一个吸收新事物、在完成时体验到一种成就感、一个热络共事成员的机会。在梅奥诊所，取得一项专业技能的认证是不可或缺的；毕竟，你希望你的监护室的护士们在她们的假期去接受正式的培训！这很自然，梅奥诊所的员工开始询问有关创新的认证资质。

在 2013 年，我们取得了进展，这个项目是通过创新课程的开发以及亚利桑那州大学的医疗创新硕士课程来对梅奥员工在创新方面和设计思维提供认证。这一混合形式的课程包括周末现场学习和为期 6 周的在线学习，以及学习某一个特定项目的应用程序。这个课程在 2014 年开设，梅奥诊所有 35 名员工参加。

那些完成课程的人成了通过认证的"创新催化剂"，同时他们收到了认证证书。

超越我们的边界：梅奥诊所创新中心的咨询服务

当你跟着我们的书中所述，你就会发现，我们已经发展成拥有相当多的技术和有价值的经验的实体，能够帮助其他创新团队——特别是当它们处于大型、复杂的企业和行业中时。在最初，我们并不情愿，是因为我们将激光束聚焦在推进我们的创新努力上，现在，我们为其他行业或相近的企业提供创新咨询服务。简单地讲，我们希望从梅奥诊所带给我们的信息和我们的实践出发，去帮助其他企业建立创新中心，并创造出成果。

我们发现，其他的人希望学习我们的经历，并想吸收一些我们的经验和最好的实践。我们希望利用我们的品牌并围绕着创新原则，以及设计思维和其他实践部分提高能力。我们自然也通过社交网络联络医疗行业的合作伙伴，铺设变革创新的故事，我们也可以从其他的企业中学习和体验最好的实践。

最初，有些非正式的交流，我们已经参与了一些企业的创新活动，最远的如日本、英国和新加坡的企业。我们正在准备我们下一场专家咨询团队的活动。请随时收听梅奥诊所和创新中心关于此类活动的更多信息。

扩大创新社区：新建创新加速器组件

我们刚刚探讨了创新加速器平台中的七个主要"政策"。但是，我们也认识到在大型企业中有多于七个以上的方法来加速创新。在梅奥诊所创新中心有其他两个项目，它们都带动着创新想法前进，而且帮助这些想法运行得更快，这两个项目值得一提：①我们的研究生项目和实习生项目；②我们进军世界的开放式创新。它们现在还不是创新加速器的正式组成部分，但是它们是大部分按照同样的原则和目标来运营的。

梅奥诊所创新中心研究生项目和实习生项目

与其他许多企业组织一样，经过许多年，我们认识到设立实习生和学术型研究生是个双赢的做法：作为梅奥诊所创新中心，它延展了我们的核心能力，同时我们得到帮助并使项目得以进行；研究生和实习生也为自己未来的职业发展收获了有价值的工作经历。在一些案例中，通过"试车"，可能的结果是：我们发现了一个特殊的人才作为我们团队的未来一员。

梅奥诊所创新中心已经为多个学院和大学的本科生、研究生和博士生提供实习生和研究生项目。这些学生来自设计学院、商学院和工程学院。其中，来自领先的设计和商学院的"设计合作社"和公共卫生管理硕士 /工商管理硕士的学生加入了梅奥诊所创新中心 3～5 个月的"实际动手"项目团队。我们为医疗服务创新而设立的威廉姆准特尔学术型研究生奖学金提供的候选人，已经或被雇用为卫生保健专业人员，或被雇用为互补医疗领域半年 / 一年的实操职员。最近，一位来自普渡大学机械工程专业的博士生被安置在梅奥诊所创新中心，推进她的毕业论文项目，即开发远程的患者监测系统。一个来自明尼苏达大学的工商管理硕士团队帮助梅奥诊所创新中心建立了"车库"功能，它是对有强大潜力的想法进行孵化以使之成为商品的地方。

实习生项目带来的另一个是来自明尼苏达大学罗切斯特分校新闻专业学生，他们为我们的项目起草博客和项目档案。在我们的 OpenIDEO 博客边栏上的留言，实际上就是由明尼苏达大学罗切斯特分校的这位新闻专业学生所写。

开放式创新

开放式创新是今天创新行业的热门行话。我们吸收了这句话，而且在由患者体验所驱动的特定空间里，我们感到需要去追随患者的体验，甚至是他们的新想法，而不是在大的医疗健康社区去讲述其他人的想法。

作为一个结果，我们自然是对新想法持开放态度的。但是，为了使我们能在紧急目标和项目上保持聚焦，我们没有花费太多的时间去收集和分类成千的想法和观察，尽管这些有可能会在下一个真正开放的论坛中出现。实际上，我们喜欢运用开放的创新去表述一些特殊的问题。

我们近期有关开放式创新的大部分经验与 OpenIDEO 有关，它是个狂热的开放式创新平台，由 IDEO 设计咨询公司提供。OpenIDEO 是"一个为创造性思考者服务的在线平台"，这个平台是为广泛的人群设计的，这些人群正在设计过程中经历着各种挑战。这个平台有些像我们以前提到的艾瑞卡平台，但是它从"面对的挑战"到"问题的解决"都向全球的社区"开放"。围绕这一点，我们对这个章节加以总结，同时阐述 OpenIDEO，举个例子来说明我们的实习生是如何帮助我们的，这就是最近由 Katie Nelson（明尼苏达大学罗切斯特分院学生）发表的关于 OpenIDEO 目前的挑战，他提出来的问题是："我们如何能够随着年龄的增长而保持健康和旺盛？"

健康老人面对的挑战：一位嘉宾的文章（由 Katie Nelson 写作）

OpenIDEO 是一个供那些愿意发布特殊问题的企业、组织来结成伙伴关系的全球性平台。他们发布一个挑战，并将它对所有的创造性思考者开放，并一起接受考验和压力。这是如何能够实现的：一旦挑战性问题被发布，每个人都可以分享自己的想法和经验。令人喜欢的内容由赞助组织所挑选，这些想法就会继续被筛选，直到获胜的内容在挑战的最终阶段被挑选出来。带着向一些挑战的解决方案来学习的愿望，梅奥诊所也不是新来者，梅奥诊所选择去为 6 月的一项挑战当赞助者：健康老人的挑战（见图 6-6 ）。

梅奥诊所向人们发出挑战，让人们针对以下的问题提出新的想法："我们如何随着年龄的增长而保持健康和旺盛？"这个题目之所以被选中是因为随着年龄的增长，一定数量的人们到了 65 岁或更老的年龄，却依然步态轻盈。所以，在人们年龄变老的时候去考虑影响他们的因素是概念很关键的。

数百人参与了这项挑战，三项获胜的概念在同时 8 月份发布。设计师 Annie Nguyen 和 Sylvia Stein 将获胜的概念撰写了出来，并且在 2013 年的变革论坛上做了演讲。

Annie 的第一个获奖概念是"利用医务人员的健康工具包"的想法。把应变放在"即使是最有弹性的人"身上，过渡到医疗角色经常是很快和超出预料的。这款医务人员的健康工具包的目的当然是为想成为一名最好的医务人员的人提供资源和信息，这样使每个人不至于感到过于被压榨。辅导视频和可兑换为物质的"好吃的"——例如烛光晚餐用餐券都会被理想化地放在这个工具包里，使医务人员从诊所带着尽量少的混乱回家。

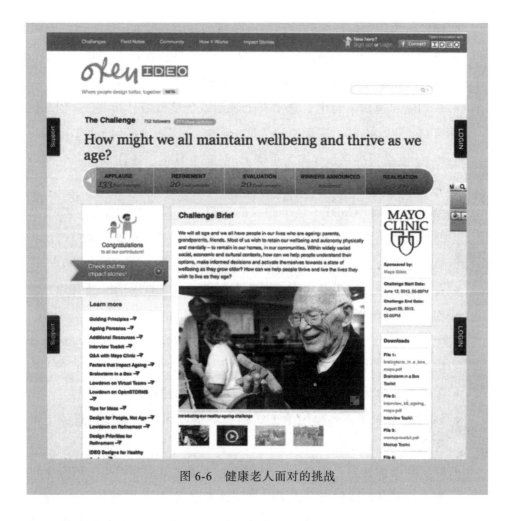

图 6-6　健康老人面对的挑战

梅奥诊所创新之路：踏上创新加速器

这里是一个关于"我们如何通过使用创新加速器平台来积极地投入和扩散创新经验"的简短总结。

◆ 创新加速器是一个积极的、多通道的、多资源的项目，是为传播来自梅奥诊所创新中心的创新想法、能力和最好实践，并将其带到梅奥诊所以及其他大的医疗健康社区而设计的。其战略就是建立创新的权限，并将与外部的多样化合作引入梅奥诊所创新中心。创新加速器也为把最好的实践带到梅奥诊所创新中心服务。

◆ 创新加速器帮助梅奥诊所创新中心在医疗健康变革上"领导对话"，而且在领域中成为最有"创新能力的创新者"。

◆ 在创新加速器平台上，这里有七项活跃的实践或"板块"：创新恒温箱（即 CoDE）、国际论坛（即变革论坛）、演讲系列（即不同的思考）、想法管理平台（即尤里卡）、创新工具包、认证项目和针对外部的创新咨询服务。

◆ 创新恒温箱（CoDE）是个健壮的项目，它为最好的想法在梅奥诊所和其他企业范围内保持恒温和植入医疗模式、服务和医疗产品提供种子基金。

◆ 每年的变革论坛引领着医疗健康创新上的变革性对话，并且建立着梅奥诊所创新中心与其他大型医疗健康社区的联系。

◆ 尤里卡想法管理平台帮助部门解决问题、收集想法，并且与梅奥诊所的各个组成部分合作。

◆ 创新工具包为大梅奥社区提供创新和设计思维资源。

◆ 创新催化剂认证课程用于正式确定申请者在创新和设计思维上的资质。

◆ 除了创新加速器，梅奥诊所创新中心也通过赞助实习生、研究生以奖学金和开放式创新"挑战"来与外界联系。

到此，我们将在第 7 章开始聚焦创新中心的管理，以及我们如何变革我们未来的领导模式和组织文化。

在变革中的领导力

梅奥诊所创新中心 2.0 的故事

创新是可以培育的，由历程转变为其他学科，从积极的、集体网络的和流动的，到各种开放的边界。创新从正在改变的交换周期中出现，在那里，信息不是被简单堆积或存储，而是被创造出来。

——玛格丽特 J. 惠特利（MARGARET J.WHEATLEY）

起初，在我们为计划这本书而经常开会的时候，我们原打算将这一章内容用于我们是如何为创新而管理中心的内容撰写。我们起初的愿望是为你提供关于我们如何管理创新组织（从上到下、从动机与招聘到对结果的衡量与奖励）的全景照片。这是一件关于在大型复杂的企业中推动一个大的创新团队（类似于螺栓和螺母）的事情。

而当我们开始写作的时候，我们发现自己对关于我们如何走到今天的事情没有太多兴奋，而我们对今后我们往哪里去更关注一些。所以，我们愿意打破那个架构来做一些不同的事情。

我们已经分享了梅奥诊所创新中心是如何走来的。通过整本书，特别是第 3 章，我们分享了行业状态（"问题"）和愿景（对"解决方案"的架构）。所有的这些为我们的工作提供了坚实的背景。我们也分享了一些与此背景相对的成功，同时我们也会在下个章节中分享更多的内容。

我们遇到了所有其他创新团队的项目经理通常都会遇到的挑战，那就是我们不得不来管理人员。我们不得不去管理在设计和科学之间，以及在创作和风险之间自然而来的紧张关系。我们不得不去管理大的预算，衡量结果以及判断我们的位置。我们推测，这些与在座各位读者的经历应该没有太多的区别。

我们已经描述了到达我们目前状态的路径。在这个章节里，我们将讨论更多有关领导力的内容，而非管理人员。我们会讲述我们在领导风格上的变革。

关于我们组织模式的变革，可以戏称它为"梅奥诊所创新中心2.0"，它是结合了我们自己的经历和我们的专家、我们最亲近且值得信赖的顾问——我们的外部咨询顾问团队的洞察力之后的成果。运用他们的洞察能力，我们变革到了一个新的和演进的领导模式。对此，我们颇感兴奋，同时也感觉到它也可以被设计成为你们组织的领导模式核心。

这就是我们已经所做的。我们会谈论我们是如何"创新着创新"；我们如何转变成为一个新的、更合作的、更流畅的领导模式。我们将会讨论我们是如何从一个功能比较传统的管理架构转身变成一个更自我导向的"村落"的，这一新模式趋向于真正地领导组织，去拓展合作，以及让组织自己领导自己。这是在更流畅、独立自主、自我导向的趋向中推动团队前进，同时我们想到这个可以拓展我们的"大处着想，小处着手，迅速行动"的特性和风格。

如果它没有坏，需要我们修理它吗

总之，我们想，我们已经做了一个像样的工作，到达了我们现在的位置。我们建立了强大的团队，我们设立了愿景、平台和愿景内的项目。我们知道如何取得成果。我们知道如何去分享这些成果以及我们所做事情的特质，在最后两个章节中要描述的融合机制。我们已经在梅奥诊所内部建立了创造力。我们已经通过最近将创新提高到企业所要求的战略核心，进而在战略水平上建立了创造力。通过创建一个分销模式以及编织创新到我们组织的方式中，我们在运营水平上建立了创造能力。同时，我们也在外面的医疗健康世界建立了创造能力。

说实话，我们真的没有许多要抱怨的。

自从2008年正式设立以来，梅奥诊所创新中心已经成长得比较大、比较快了。我们做了一些比较好的事情，即使作为我们的期待，对于第一步骤来讲，这并不是最佳的。每一个组织都在改变，一些是自我导向型，一些则是来自劝导或来自外在的强制。每一个成功的组织都是在前进中学习和调整着，我们就是做了大量的这类工作。在我们的这本书中，这些都是好的事情。我们不愿意去拒绝改变或者陷于传统的触角中。

除去了这些成功，我们决定把我们的创新模式变革为梅奥诊所创新中心的 2.0 版本。对于我们来讲，改变是好的。不仅是为了改变之后的利益，而且是为了前进之后的利益。我们历来都对安逸的状态感到不舒服。

在描述由梅奥诊所创新中心 2.0 所带来的变化之前，回顾一下我们所愿建基的主要成功是有意义的。

创建愿景

我们拥有愿景。事实上，梅奥诊所拥有一个愿景，它可以被总结为：医疗和医疗服务，这里，那里，而且无所不在。正如我们在第 3 章所描述的，我们视医疗和医疗服务是纵轴方向，就如"在患病中和在健康中"所说的。我们认为"医疗服务的提供"不只是在患病的时候来看医生的事情，而是将之视为一个继续的联络或在健康中的"拴链"（tethering）。那个拴链可以在我们患病的时候成为简洁的服务，这是通过电子通信工具把患者与医疗提供者、论为私人医疗提供者的特殊专家移动化地在任何时候和任何地点联系起来。

用另外的话来解释，医疗和医疗服务会出现在：当我需要找到你时，当你需要找到我时，当你能来找到我时，当我从未想过会需要你的时候。

愿景真的是我们的中心部件和核心。从那个愿景出发，我们建立了梅奥诊所的四个主要平台：梅奥实践，互联服务，医疗和健康，以及创新加速器。这个愿景到目前为止运行得很好，包括在内部和外部，作为沟通交流的中心部件，它带领着我们的创新团队，培育着我们的创新活动。

创建团队

我们在建立梅奥诊所创新团队的初期，我们采用了设计思维的原则和方法。这些原则激发了我们目前的员工以及将来潜在的员工的重要兴趣。谁曾经想到过在大型的医疗服务机器（如梅奥诊所）会雇用专业的产品设计师？人类学专家？建筑师？流行服装设计师？我们做到了，而且我们特意聘请了来自社会不同阶层的、身怀不同经验的人们来和我们一起全职地努力工作，以使他们嵌入我们的实践中，与梅奥的神秘性整合在一起，而从不同的观点去影响它。

结果是非常奇妙的，是一个双赢的局面。他们从我们身上学习，我们也学习他们。我们所嵌入的跨学科团队工作起来效果很好。每个人都带着激情和融合的精神来应对我们在医疗服务中面临的挑战，我们相信，这引领着我们去获得巨大的产出，其效果要远好于只是单纯在咨询的基础上雇用设计师。

在固定的团队以外，我们感觉到我们建立了固定的文化，一种拥抱客户的文化、一种有创造性的文化、一种拥抱变革的文化、一种可以干好事情的文化。"真正的艺术家之舟"（Real Artists Ship）是史蒂夫·乔布斯永不磨灭的名言。我们感觉到，我们拥有真正的艺术家，他们能够也愿意创造一个新的医疗服务体验，并且我们能做成。

制定标准

像任何可行的和负责任的组织所应当做的，梅奥诊所创新中心拥有一套核心标准。像其他组织所采用的标准一样，这些标准随着时间的流逝而有所演化，同时像你因我们的科学方法而期望的，我们由衡量标准驱动着。这里介绍我们三个核心的衡量标准：

1. 第一时间完成样本。你已经听说过并信奉着：大处着想，小处着手，迅速行动。正如你从这个衡量标准可以看到的，它是第一个安置项目，熟练的速度对我们来讲是非常重要的。从衡量标准的选取到完成第一个原型也是需要深思熟虑的。原型通常出现在第一次展示的时候，当我们梅奥的合作者发出"啊哈"惊叹的时刻——这时他们看到了现实的可能性。达到这一点是需要创造力的。在我们的组织中，下一个重要的大事情往往就是调动每一个人的注意力。我们知道，正是因为我们持续地要求人们把注意力放着手头上的任务上，我们才能使原型最快地得到完成。但是，这里也有个重要的潜台词，我们需要迅速行动起来，去实施所需要的变革和我们部门的期望，重要的是，我们知道，我们可以信任我们的团队，他们能在"速度是第一目标"的背景下正确地完成原型。如果没有正确的领导和文化，团队会在如此的命令下失败的，因为"迅速行动"的压力会超过大家对正确操作的重要性的认同。

2. 患者的数量和个人生活的接触以及楔入。这个大图景的衡量标准是重要的，因为它是一个晴雨表，用来显示我们是否真正做到了不同，我们是否真正实施了变革性的转变。如果我们仅仅注重在少量的特例上创新或小的维持型创新，我们会变革医疗健康吗？有可能不会。所以，这个衡量标准是个关键，就像梅奥诊所声明的，到2020年，诊治患者数2亿人。我们估计，在2013年梅奥诊所创新中心接触了72万人（患者和顾客）。但是，这与我们企业所声明的2亿人的目标相差很大，这提供给我们的团队、我们的部门、我们的领导层很大的能量。也就是说，我们也衡量我们有多深地触及了患者的生活。虽然儿科的采血椅没有拯救数千条人命，但是它通过触及而大大"冲击"了这些人。就像我们在序言中概括的，它符合我们对"变革性创新"的定义。所以，我们衡量数量和影响力两个方面。

3. 投资回报率。尽管我们事实上是非营利机构，但是我们必须像其他企业一样评估并为我们的生活进行支付。就像我们已经公布的，每一年梅奥诊所要花费几亿美元在科研和培训上。对于每一个项目，都会对它在临床实践上和梅奥诊所整体层面上的收益率和成本影响进行评估。项目应根据它们的原初目的而分类（新患者约定、新的收益、成本前减），而且一项衡量标准便是创收或节支，对梅奥实践的财务影响预期。

　　图 7-1 中展示的是我们围绕我们的衡量标准给梅奥诊所临床实践委员会所做演讲的材料。虽然该图想向我们展示的是我们衡量标准的"样本"，它们是什么，我们如何看待它们，我们如何展示它们，你能开始对我们的项目规模和范围有个初步认识了吧。顺便，在第 8 章我们会涵盖一些项目，如火星计划、完善护理团队和电子咨询，用以支持一个主要的财政目标，去降低门诊患者 30% 的花销。

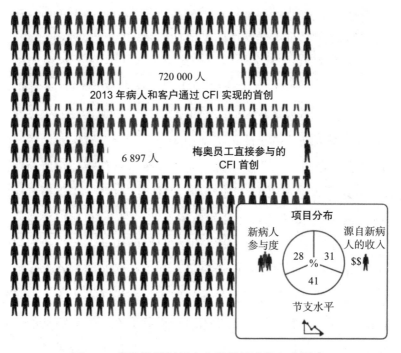

图 7-1　梅奥诊所创新中心衡量标准的一个样本

催化过程

　　从一开始，我们是设计思维、科学方法和项目管理等纪律的忠实相信者。随着时间的推移，我们建立这些纪律并将它们融合到梅奥诊所创新中心的团队之中，而使用多一些或少一些传统管理方式。我们支持和构建了培训，整合了资源材料，部署了衡量标准，创建了车辆，像梅奥诊所创新中心的项目控制书和梅奥诊所创新中心的公事地图来管理和平衡我们的公事，并推动它们前进。

随着时间的推移，很自然，设计师成了设计思维的管家，项目经理成了项目管理的管家，而且我们都成了科学方法的管家。我们设计师向一位设计组长汇报，我们的项目经理向项目管理组长汇报，以此类推。但是，坦率地讲，这个架构催化的简仓，没有融合；它会产生问题；它限制了团队成员所能看到，比如其他团队成员带到创新过程中的价值。

正如在第 4 章所述，我们看到一条更好的道路、一条更好以及更平衡的接近创新的路。我们看到了一个模式，在那里，每一个团队成员（包括管理层）处理创新方法就如一个奇异的融合模式，这就是我们现在所知道的称谓的"融合性创新模式"。所有的项目和方案都将依靠所有的团队成员以平衡，内生而自然的对三大衡量标准的重视来努力推进。从根本上说，我们将人员与三大衡量标准融合为一。

融合模式的想法不只是确保所有的三个衡量标准在项目作用中相互协作，而是要减少团队中的摩擦。如果团队中的每一个人生活并呼吸于所有的三个衡量标准中，将有更少的时间因用于解释科学方法的不足而浪费掉，或者过分强调设计思维，或者未能成功通报决策者。项目可以在平衡中推进，在没有因团队成员的"日程安排"而造成的摩擦的情况下，在创造和限期、数据和直觉、客户和流程间的自然紧张中推进。流行的陈规旧习会让路，比如，设计师不能保证最后限期或项目经理为应付检查或评估的节点而赶着去做用户调查。

在创建这个模式中，我们真正管理了一个"特殊通才"的团队，那些贡献了某一独特专业技能（例如设计或计算机技能），同时又在其他领域有很好能力的人们。当团队成员在某一领域或专业方面保持了独立，那它就要求有其他成员的工作来配合，而这同时经常伴有对紧张和抵触关系的解除，以推动事业前进。从我们的经验来看，我们感到，任何一个被服务周道了的创新团队，也更易去管理，如果团队成员能被一种融合和整体的方法约束并奖励的话。在梅奥诊所创新中心的最初日子里，我们就已经强调团队成员的个人发展，在他们加入团队的时候是作为通才，同时要外加特殊技能。我们更喜欢，成员个人首先将自己视为创新者，其次将自己视为设计师或项目经理或科学家。

我们还要提示一个在第 3 章引介的想法，就是非正式的会谈以及信任是我们管理风格中非常重要的元素。我们没有在这里讨论着装规范，梅奥期望大家有一定的着装水准，并且作为嵌入式的组织，我们很好地遵守了这个规范。但是，我们还是采用了"开放式楼层"和"开门"态度的许多技术类同行。这里几乎没有层级制的结构；对每一个人都是用第一人称称呼，在团队中鼓励非正式的交谈。即使是在管理经理的办公室里（这里只有两个管理经理），玻璃门也很少关上，除非有会议进行。有个门上的标着："如果你有个好的主意，不需要敲门。"

在改观最近版的"梅奥诊所创新中心 2.0"之前，我们的设计师与附近的设计师主管一道确定了下来，我们的项目经理与他们的项目经理主管确定下来——我们的楼层按照原则组织好了。现在，在这些团队中很少会有物理分离和层次结构，没有墙或其他的障碍物。每一个人的办公桌都是一样的布置；每一个团队只设立一位主管。在许多组织中，信任是建立于形式和层次结构中的。我们的恰恰相反，我们最大化了相互之间的影响，而去相信我们每个人的表现，而没有使用传统层级制的作用机制。

管理投资

人们经常问我们：你们是如何评估特殊创新项目的"回报潜力"的？正如我们所分享的，我们正在组织一个"大想法"（Big Idea）的平台，梅奥实践、互联护理、医疗及健康和创新加速器。每一个平台都有项目投资组合来满足一系列的衡量标准，基于它们的复杂性、价值和财务影响（比如，新的收益或开支削减），或社会影响（比如，未付费人群对我们服务的可及性）。我们思考了许多有影响力的创新，以及阐述梅奥诊所最显著的挑战的创新，例如可及性、价值、效果、服务、可支付性，以及整合。在最初，我们需要**创新**带来显著的财务回报来展示给大家看，所以我们选择了更多带有触及底线影响的项目。与此相对，我们现在有了更为平衡的投资组合，所以我们现在继续在考虑财务回报，但是也考虑社会影响。

我们也趋向于支持对其他项目有杠杆影响力的项目；例如，影响力已波及其他平台的，为实施电子护理的许多原型或为再设计护理团队的许多原型。这些项目趋向与创造许多价值，以及支持全部的"这里，那里以及任何地方"的愿景。我们知道把平台看作为一个独立的简仓是个有限的考虑；所以今天当我们优先列出项目来，我们会全愿景地来观察，不是仅仅当作一个项目和在一个平台中对创新的回报。

我们还需要再补充一下的就是：创新中心的财政赞助来源于三个资源：梅奥诊所的运营、慈善性捐献，以及来源于新产品和服务的收益／股权。在过去的五年中，梅奥诊所创新中心已经在建设着一个模式，而且它需要更多的早期重要投资。现在，我们已经成立了，梅奥诊所创新中心正在致力于创造超过它的运营成本数倍的收益。

从合作中获得能量

许多创新组织都是以一个独立的组织来运用它们的经验，不能够或不愿意与外界相交叉，即使是与它们潜在的股权拥有者、奉献者，或者是与它们自己企业内的测试平台，更不用提与梅奥诊所的创新中心了。

不是仅仅为了生存，还要去建立联络，充分利用资源，以及蓬勃发展，梅奥诊所创新中心持续不断地与内部联系，与委员会、部门、小组和经营单位；外部则是保持与公司、大学和科研中心的联络。在内部，我们对于其他部门的价值取决于我们能够为其带来什么：我们的流程和我们如何推进我们工作的原型，创新专家和设计人员，门诊患者的原型试验室并可以测试我们的项目，以及设计思维的原则。对于外部，我们已经与各领域全球领先的企业建立了合作关系，如 Delos、麻省理工学院、思科、创意终点站（Destination Imagination）、威瑞森电信公司、微软、安泰（Aetna）、仁慈医疗系统、明尼苏达州的蓝十字和蓝盾医疗保险、亚利桑那州立大学、通用电气、IDEO、IBM、明尼苏达大学、多布林、百思买、3M、耶鲁大学，而且这个名单还在延展中。我们正在邀请更多的人来围绕变革医疗实践参与会谈。即使管理这些合作需要时间和深入的承诺来，我们的推进仍丰富了过程和结果两个方面。

改变世界

从最初，我们就寻求在医疗健康领域"改变世界"，当然也在梅奥诊所内部和外部。如果我们只把我们的创新保留给自己，或者如果我们只是简单地建立创新，作为我们正在建立原型和提供概念工作中的一些改变，那么"改变世界"永远也不会实现。

作为结果，所有的都通过了梅奥诊所创新中心的评估，我们在沟通交流中有了重点和投入。正如在第5章和第6章所描述的，我们获得了比传统方式与管理委员会沟通交流更远的收获，更深层次地将医疗服务经验的知识内容传播出去：从创新的方法到最新的行业交流所得，到我们所领导的医疗变革论坛，再到实践中新发起的项目，它们都通过 CoDE 获得了牵引力。

这个传播不仅改善我们的能力和创造力，还使每一个创新的影响最大化。人们不仅要看到愿景，而且要看到创新是如何工作的，以及是如何相互适应的。传播建立了我们的能力和我们的成功，以及梅奥诊所作为医疗健康产业领导的未来。

融合的价值，以及我们赋予它作为变革性领导者的重要性，是难于被夸张的。

实践梅奥诊所创新中心 2.0

作为快速发展的自然结果，以及对这个发展的整理和渠道设置，正如上面所述，我们最初采用了一个比较传统的、简仓式的工作方法和架构来管理团队中的个体。同时，我们围绕自己的愿景来管理自己的项目，我们的人员仍然围绕经历和活跃度来使用简仓式方式进行管理，设计团队由设计经理来领导，项目管理团队由项目管理经理来领导，同时有几位嵌入式的人员，如计算机和沟通交流人员则向完全来自梅奥诊所创新中心之外的功能型经理汇报。

因为扁平的和非正式性组织架构，以及上面所述的亲身参与和混合，这些运用起来都很好。设计、项目管理和梅奥诊所创新中心的其他团队都向梅奥诊所创新中心的一个领导层汇报，我们的行政主任、我们的医疗主任和我们的医疗主任助理，他们还是这部书的共同作者们。摩擦力和层次结构的惯性没有跑得太深：事情得到了沟通交流；事情得到了解决。

但是，我们仍然保持着对简仓式、功能性推进的聚焦。当执行着全面提供医疗和医疗服务的"这里，那里和无所不在"的全面愿景的时候，一个人真的能够分割管理简仓和团队来表达这个突出的和广泛的愿景吗？团队成员会建立医疗和健康所考虑的电子接口，或杠杆作用，类似于为网络医疗所开发的接口？

根据对我们的非正式的、没有实物性障碍的，以及落地的有益于互动的创新"空间""冷水机的知识"，答案可能是肯定的。团队成员和团队领导会相互探讨；他们会分享并跳出自然的好奇心来跟紧现在进行的；然后，与一般的友情和格式塔式的更大梅奥诊所创新中心相一致。

但是，我们感觉到，特别是在前进中会出现挑战。团队在增长。多达60人的成员，多达100个项目，更多的要素，更多的科学技术，更多的事情。我们正在经历着从管理一个小型的创业企业到管理一家大型企业团队的逐步演变中。我们感到，在我们的平台和项目间的更大复杂性和相互作用。我们的项目的范围和影响力也在扩展中；这里有针对重大变化、社会影响、超越改善患者个人就该体验的延展健康的更大追求。

结果，我们看到了把我们的组织向前推进一步的机会，把梅奥诊所创新中心过程管理从"比较好"带向"更好"。我们的愿望是与高端的社会关系合作，以及与那些没有个人项目或计划的人共享团队，来交换想法进而有所收获。我们希望每一个人一起齐步向前，迈向我们的目标，没有大数量的管理方向和航线的改变。我们希望每一个人都带领自己迈向目标。我们也希望在架构和自治权之间自然的紧张度上有所平衡。

我们想模仿许多高科技公司的模式，在那些公司里的创新团队可以与客户见面，得到愿景，在最小的方向上来执行，"脑海中的结果"是最大化的图像。我们希望，我们的团队能够"接触它，且能一起操作它"，一起来看客户和市场对它的反应；它自身会提供大量的动力。

我们的直觉是我们需要保持扁平的组织，我们需要使团队尽可能能够"自我领导"。我们知道，我们拥有很好的起点，拥有天才的医生、设计师和项目经理，他们都拥有广泛的经验和对最终视野强烈的兴趣。我们只是不能确定，我们的组织或管理过程能够经过最佳的途径达到"那里"。

你有可能说我们是从"管理的过程"过渡到"领导的过程"。一个管理过程意味着更多的结构、条例，以及日复一日的紧握下属和从属的过程。一个领导的过程意味着更多的自主方向，更多的主动性和善于随机应变。彼得·桑德（Peter Sander）在他的书中《史蒂夫·乔布斯会如何做？》（*What would Steve Jobs Do?*）（麦格劳 – 希尔，2011）给"领导"的定义是"让人们去想到而且真能够去做一些重要的事情"。这就是自我实施和自力更生的感觉，趋向于重要的事情，这就是我们希望梅奥诊所创新中心所要做到的。

所以，我们有自己的即兴演唱会。我们与管理经理、团队成员、各个成员，以及最好是所有的人见面，我们从外部顾问委员会带来了一些专家，给我们一些建议，来推动梅奥诊所创新中心 2.0，它是我们未来的领导模式。

由设计而改变：与我们外部顾问委员会的即兴演奏会

你可能会想到我们在第 3 章讨论的外部顾问委员会，我们从最初就收到的有价值的、有洞察力的外部"创新耳语者"团队。通常情况下，我们一年要与 9 位顾问成员见面两次。

我们开发了一个带有四个问题的清单给顾问成员，去努力得到梅奥诊所创新中心 2.0，即我们的未来领导模式：

（1）什么途径是最小化的简仓思维和简仓行为？

（2）如何优化团队的规模？

（3）在平台或核心水平，领导者的架构应该如何设置？

（4）你还有哪些建议能使我们工作效率变更高？

我们出具了这个问题清单，然后收到了一系列非常好的观察和处方。

他们的观察是非常有洞察力的，我们决定以总结的方式为你们的创新企业提供一些有用的建议，这些观察大部分是以变化、组织、沟通交流、合作和领导力为中心进行的。

来自外部顾问委员会成员针对梅奥诊所创新中心 2.0 的观察和处方

改变

◆ 经常性把事务混合起来，使人们忙碌起来；变化是好的。但是，在感觉不是对的时候，不要做任何事情。

◆ 要认识到一次重大的组织再造或重新架构是非常有压力的。

组织

◆ 冲突是持续的。解决冲突的方法是在多学科的山谷中"播种"团队成员，要知道冲突纯属自然现象。不同的人有不同的兴趣和不同的工作方式。每一个人在多学科的山谷中都有自己的家。他们相互理解和相互尊重。当他们移居到不同的环境中时，只要拥有多样化的训练，他们拥有其他人所尊重的工艺，那么他们就相互听从。

◆ 最好的平台或团队数量就是最小的数字。当团队变得更大的时候，浪费的时间就越多。小规模是比较好的。

◆ 在企业组织中没有一个人只集中注意力在一个领域。当分配到至少两个领域的时候，自然的联络、相互影响和合作就会发生的。考虑到一个主要领域和一个次要领域的责任。

◆ 做事情要远超过一件，人们需要看到一个大的图景。

◆ 人们从一个项目进击到下一个项目，那是产生合作的最大动力。

◆ 永远在团队中保留一位顾客。

◆ 越多的资深人士存在，对多学科来讲，他们就越少有益处。好的多学科
是他们经验的功能和过去的项目数字的积累。

◆ 驱动项目有效：

  • 平台团队的架构。所有的平台都应该由小规模的核心团队组成（在
    任务、时间表以及实实在在的成果上可依赖的团队）；另外，再加上
    大规模的操舵团队（可以在宗旨、视野、目标确定和标准上可依赖
    的团队）。

  • 平台状况的述评。经常性，大概一周一次，每一个平台的领导要做
    一个干脆的、深入性的并且清晰的针对平台状况的描述，要强调特
    殊情况以及预期进展中的障碍（这个述评也经常成为社交性的）。

  • 平台深度述评。偶尔，大概一个月一次，平台核心团队要进行一个
    深度会话，旨在征求针对关键性挑战的广泛投入。

◆ 一月一次的研讨会。从其他团队借用人员，即负责社交分享的人员，而
不是只是分享信息。

◆ 项目团队理想的规模：最多 6 ~ 8 人，不应该少于 3 人；如果多于 8
人的话，你是在开会，而不是一个团队。人们会逃避他们应该担负的责
任和义务。

◆ 永远不要与设计隔离开。

沟通交流，合作，会谈

◆ 会谈几乎经常是特设的广告。不要在会谈中浪费时间。

◆ 整个团队每个月两次的会议。展示工作（交付内容）。由不同的人来主
持不同的议程（张贴或说出他们在实际中看到或正在做的有趣的事情）
是以可操作性为重点的。

◆ 提供知识，即如何去做的过程。午餐的时间，一个小时的会谈。

◆ 与资深专家一道每周一次的项目述评。述评要深入而且快速，使用短于
5 分钟的简要推介。

◆ 定期的项目述评。让每个人都把移情和技能放到桌面上。了解相互之间
的挑战。学会相互帮助。展示谦虚。更迭以建立解决方案：为一个客户
的关键问题，我需要帮助。

◆ 异花授粉。分享、拖曳或移动（无论发生什么），从团队间相互学习，进而以社交方式来交换内容和信息。要使每个人相互受益，要跨越团队，带着洞察力去冲破和奔跑。

◆ 跨域团组和主动性，使人们和信息适应社会化的生活。这是关于有杠杆作用的知识、建造平台力量的技能，以及大部分跨越多种人群的信任和尊重。直率地考虑联络的原则，在项目范围内跨越多种人群，以及跨越平台和主动性。分享这些激情和民主性的行为，可以建造这些来分享的信仰，这些都可以在项目中或项目的信条以及原则中表达出来。

◆ 分享投资。每一个人，所有的人群，都应该有独立的和团体的信念，就是所有的平台问题和等同于把平台办得成功的理念。他们应该在理念上相互投资自己和他们的项目，同时也在能够帮助表现自己的时候来跨越性地支持其他人。比如，在其他人项目的研讨会上友情出席。

领导力

◆ 这里应该经常有个团队领导来为确认团队的工作产出、实现目标和可实施性来负责。他会监督或管理（但是，不要做的太多），但这只是指导团队需要如何去做。他会看到小规模团队是在高水平上运营着。

◆ 领导力属于企业中的每个人。领导着上升、下降或平移。在邮件收发室的人也是领导。领导力是个广泛的事物。每个人都知道任意时刻事情的发展，以使个体没有独享信息或只与少数人分享。从来没有错误地使用权力或特权。保持着一个非常开放和合作的环境。

◆ 寄养多样性。尽可能多的途径——技能、知识、文化、经验，以及上面所能想到的方法。（将罗根·马丁的"有效性／可靠性"作为耐受性机制在我们的团队中用了许多次。）技术性操作使组织通过正式的理解和反复的经历来实现多样性能量的价值。这是有事实为基础来证实的，在一个复杂问题上更多的媒介将创建一个多维度的、健壮的解决方案（斯科特·佩吉）。如果有棘手的事情，这里有在团队范围内为取得"聪明"选择而设置"公平争斗"的地方，那是完全聚焦在以辩论的方式，但是，民主的信息和民主地运作的愿望应该主导团队、主动性和平台的环境状态。

◆ 理解在文化和流程之间的关系。我们的经历是文化可以改变流程，但是，如果试着相反，却只能得到暂时的改变状态。基于信任的合作关系的特点有可能就是文化"摆动"的问题，在企业的一部分当中，就有一个趋势是趋向于自立的角色、自立的部门架构、专业定义的部门架构和主要的层次结构（坦率的或比较困难的、含蓄的）。改变不同的状态，甚至放大到什么是可取的保留，或可能两个方面的一部分，可能要求坚持不懈、耐心和时间。在智力和情感复杂性的交集处的困境生活，以及由此引发的远超与你所想象的长度（当然会出现），以及所涉及的忍耐性、正式的和由情节所学到的。

◆ 在设计高表现团队的时候，那里的合作就会有危机问题、行为胜于专业知识和权力的出现。人们需要这些，但是在创建持续性的团队时候，倾向于行为，而凭专业知识和权力可以自己解决问题，这是自选团队的自然属性。项目的领导需要在发现、教学、训练和纠错方面有能力。如果他们是错误的一部分或延续，同时作为个体可以工作得很好，无论其他条件再符合他们所在的项目，他们也不能再担任领导。团队的合作从根本上是一种用社会的方法启动的信任和尊重。合作行为是可以被轻易理解，并被外部理智的人们（智慧人）所赞成的；内部化（情绪化）是太过复杂的，只有时间、培训和强化表现的所有训练才能转变它，而这正是"人类的窘境"。

梅奥诊所创新中心 2.0：它需要像个村落

这并不令人惊讶，我们花了一段时间才搜集到了聪明且表现出专注，进而能转为实际行动的方案。你会被提醒到，举个例子，就是并非每一个想法或主意是都被认同，像会议的形式，因而我们不得不为这些主意找到办法。

我们仰仗我们的团队，创建了梅奥诊所创新中心 2.0。我们有个远离工作院区、在一个艺术中心举办的退休会，这样来交换思想、想法，并且开始组织并实施路线图，阐明我们的工作是如何被集成到一个连贯的大图景中的，我们的组织是什么，我们如何计划和排列工作的次序，我们如何分配资源。我们开始明确一系列我们价值的原则、特征，作为个人和团体，拥着梅奥诊所创新中心 2.0，带领我们前进：

（1）彼此尊重。

（2）信任，真诚。

（3）开放、正式的谈话。

（4）有责任。

（5）个性化和专业化的成长；继续深造。

（6）看待每一个人都是独创的，相互帮助，建立创造性信心。

（7）为了梅奥诊所创新中心，为了梅奥诊所，最重要的是为了患者，要做出成果。

我们与我们人力资源的同事为伙伴，以及与领先组织趋势的合作，在《人力资源》（2013 年 1 月刊）杂志上干了一件标志性事件，发表了"努力领导集体"：

◆ 会有一个变革的道路通向越来越复杂、内部交错和有魄力的组织。

◆ 有个趋势是分担责任和相互负责，并趋向与单一战略的方向。

◆ "集体领导"有个非常大的用处，以及以相互负责为基础的实践和架构。

在过程中，声音大且清晰出现的是：由平台来重新组织的想法，并且使每个平台都成为一个充满活力的"跨学科村落"，提示着在小的、早期的创业者中，每个人倾向于做任何事情，而这正是"人人为我，我为人人"最好的写照。我们完全接受跨领域平台而使梅奥诊所创新中心的成员轮岗，以让他们在所接触的每一个平台中去获得经验、拓展宽度和深度。

同时，我们也回顾了我们的方法论来决定如何加速进程，带着趋于灵便、快速、透明和可实施的倾向。

结果是，直到今天，我们有四个平台：梅奥的医疗实践、联络性服务、医疗与健康，支持性创新加速器。每一个平台都是一个跨学科"村落"，它有一位经理以及由设计师、项目经理、创新协调专员、计算机专业人员和其他人组成的跨学科团队。

最后，我们梅奥诊所的人力资源团队支持着一个没有先例的新架构，从一个功能性为源头的模式转变为以团队为基础的模式，拥有由平台经理来主管着多样化的员工。团队成员们坐在混合时尚的联排办公桌；设计师坐在创新协调专员、项目经理和嵌入式的计算机人员的旁边。在平台团队中，没有实物性和组织性的障碍，随着轮岗，每一名团队成员贡献着，并且成为相关平台上的专家。

发展我们的投资组合结构

在第 3 章中，我们介绍了平台、程序和项目的分级制度：在新的梅奥诊所创新中心 2.0 中，我们对此给予了阐明和定义。每一个平台（转型）有少数量的程序（战略），在程序中，有小型的项目（策略）。再次重申，这就是我们所定义的分级制度，真实情况是，在梅奥诊所创新中心的范围内比较活跃的文件夹包括：

◆ 平台。一个程序的集合组团在一起，以便有效管理这项工作以满足战略业务目标。

◆ 程序。以合作的途径来管理一组相关的项目，去实现获得在单独管理状况下所不能得到的利益。

◆ 项目。用临时性的努力来创造独特的产品、服务或成果。

附表 B 列出并阐述了目前我们梅奥诊所创新中心的项目文件夹，以及它们所对应的平台（见图 7-2）。

使其他的沟通、交流和领导力得到改变

新的梅奥诊所创新中心 2.0 还包括其他的改变：

◆ 现在是每周召开一次成员会议，并决定跨平台来分享我们的工作过程和成果。

◆ 为每一个平台设立了一位医疗主管来与平台经理搭档。

◆ 在以往的架构中，原设计主管是"设计"团队，现在改写为作为设计战略家，建议用户来跨越平台做调查，以及成为设计师们的导师。

◆ 分为三个层次的设计师和项目经理的职业阶梯已经被设定并植入。

对象		标准	2012 年	2013 年目标	2013 年年末	2013 年状态
人						
未来员工流		梅奥员工对 CFI 内网的访问量	43 011	47 312	59 813	达成
		学生和实习生参与人数	13	14	37	达成
		梅奥同事参与或主导的创新	6 091	6 700	6 897	达成
		赞助或接触新创项目的部门数	331	364	396	达成
		邀请来参加专门工作组、咨询顾问委员会等	4	4	5	达成
		组建实践相关的设计工作室	8	9	14	达成

结果

财务						
实践		在执行的用于支持新病人参与的项目	20	28%		被调整
		在执行的用于支持新病人营收的项目	22	31%		被调整
		在执行的用于支持节支的项目	29	41%		被调整
		病人访问：省去门诊预约——2013 年：电子咨询（7500）；视频诊断（910）；2012 年：电子咨询（6470），视频诊断（418）	6 888	7 577	8 410	达成
慈善		收到研发资金	NA	NA	NA	达成
商业		商业营收	NA	NA	NA	达成
		发起公司	1	2	1	未达成
		专利申请数	8	9	12	达成

其他						
品牌认可		2012 年工作服务的病人和消费者数量	1 104 904	1 215 394	11 095 886	达成
		CFI 活动的现场参与人数	4 397	4 837	4 925	达成
		面向全球的出版物和上传视频	161	177	199	达成
		CFI 活动（含研究对象）触及的病人和消费者数量	8 608	9 469	11 429	达成
客户满意度		项目成活率	94%	94%	95%	达成
		建议 CFI 的未来参与度	90%	90%	95%	达成
		用户满意度（5= 最佳）	4.5	4.5	4.6	达成

图 7-2　梅奥诊所创新中心公制的仪表板和性能摘要

在这个新的架构中，我们感到，我们收获了丰富的想法交流、自我定向和主动性，这正是许多前沿的创新组织所需要的素质。我们已经从"一个团队需要管理转型"发展到"团队自我领导"，而这是许多企业中的重要转变。我们也从一个管理者转型为拥有伟大的视野、设计和因此所有的组成部分的促进者和传播者。

梅奥诊所的创新之路：改变领导模式

在这一章中，我们讨论了领导力以及我们如何创新并得到梅奥诊所创新中心 2.0 的。

◆ 最有效率的创新组织应该从管理模式转型为领导模式，即以客户和视野提供者为基础的模式，为了减少自我领导、日复一日的管理方向和回顾的必要性。

◆ 大多数情况下，领导模式是以围绕平台建设的多学科村落为基础，要多于以传统架构隔离的学科为基础的独立简仓。

◆ 多学科的村落配备了能力和学科，然后为团队所有，避免了实物和组织方面的障碍。所有的成员一起向着共同愿景而工作。

◆ 村落间的轮岗拓展了奉献和平台间相关能量，同时拓展了能力的设立和团队成员的经历。

在第 8 章中，我们提供了如何领导的案例，以及我们在其他三个实施平台——梅奥医疗实践、连一服务、医疗与健康（第四个平台为创新加速器是在第 6 章讨论的）中提及原则。

第三部分

梅奥创新模式
在行动

THINK BIG, START SMALL, MOVE FAST

方方面面，无处不在

CFI 项目的一个展示

成功的创新是一个严格的过程。

——拉里·基利

多布林联合创始人兼总裁，

德勤咨询公司主管，CFI 外部顾问委员会成员。

我们将用第 8 章来分享一些从四个平台之中的三个选出来的特殊项目：梅奥实践，连接护理，健康和福利。在这一章 [第四个平台（创新加速器）已经在第 6 章中描述了]，我们将通过一系列的简短介绍带你快速了解创新中心的项目。

开始，我们通过火星门诊患者实践重新设计项目作为扫描和原型，它是变革梅奥诊所门诊的一个实验。不，"火星人"不是一个缩写。相反，它是从最基础层面开始构建以回答这一问题："如果我们要从头开始，在火星上建立一个新的医疗实践，我们应该如何来做？"

由于微型咨询（microConsults）是火星计划的一部分，我们将通过它来进行一次更详细的介绍。微型咨询利用电子工具把专业咨询整合到每个访问中，以避免二次访问及出行。当你到梅奥诊所来进行矫形、治疗，你的整形外科医师建议你去找一个神经学家咨询？好的，然后，在现场实时就完成了，通过电子咨询，不需要转诊预约，不需要第二次访问。节省的费用估计会是多少呢？每次 38 分钟的电子微型咨询会降低门诊患者 30% 的消费，而这是在梅奥诊所，这是整个火星实践重新设计计划的财务目标，更重要的是，它能使患者得到更多好处，它将使患者得到更平稳、更有效的医疗保健的体验。

从此处有效的医疗经验总结，我们给四个平台的愿景的其他重要部分一个简短的、深度的总结。例如，作为连接服务的一部分，我们来看看电子咨询，它利用数字技术以超越梅奥诊所的砖和砂浆设施的限制。我们审视我们的优化护理团队项目，重塑护理队伍的人员编制，并从我们的健康和福利的平台连接健康导航器项目。最后，我们总结了与梅奥诊所的患者相关的应用项目，这些都来自我们的代码孵化器。虽然它们起源于不同的创新中心平台，但是你会看到这些项目相互之间如何联系，以及它们是如何在我们变革 21 世纪医疗保健模式的远大愿景中发挥的作用的。

我们项目的飞行计划

在离开我们展示的项目之前，让我们回顾一下我们是如何将我们的项目映射到 21 世纪医疗保健愿景中的，以及我们是如何让这些项目顺利起步的。

对 21 世纪医疗愿景模式的回顾

首先，这里有一个对我们的 21 世纪医疗愿景模式的快速回顾，它可以说是"永远在那里等我"。

- ◆ "当我需要来找你的时候"，即梅奥实践（火星计划），"在这里"。
- ◆ "当你可以来找我的时候"，即连接护理（电子咨询），"在那里"。
- ◆ "当我不知道我需要你的时候"，健康和福利（优化保健团队，优化护理队伍，健美航海家，梅奥诊所的患者应用"，"无处不在"）。

项目介绍

这里需用一个快速、简要的概括来准备你的项目起飞。

扫描和框架是任何项目或计划的重要的第一步。在这里，我们扫描我们周围的世界，研究有关的情况，做好我们的初步研究，抓住有可能的机会或问题，在最广泛的范围内加以解决。

接下来，我们开发并记录了我们的研究路径，包括一系列的实验和原型设计来测试我们的见解，还有一系列的工具、流程和技术，我们认为这些可以用来解决问题，并可能引导对消费者更深入的理解或是在许多情况下可以使我们重新审视问题。在此阶段，科学的方法确实承担着主要的作用，因为在这个时候，一个项目的精确过程能彻底地改变一切，特别是在实验阶段。

然后，为了最大限度地提高我们的学习所获的价值以及把它们展示给梅奥诊所内部和外部的主要成员，我们总结了我们在实验和原型上的努力成果。我们的研究结果可以引导我们有建立更多的原型，同时它们还可以像运输工具一样，在相邻的项目或平台上使用。

最后，一旦选定并确认了一个项目的运行机制，然后我们就会制订实施计划，以指导我们的实践来落实它。通常情况下，对这些程序的评论包括记述新的工具和过程及其影响，描述实施人员的需求，以及提供一份完整的、典型的自学培训指导，通过它来指导我们的实践。

在这里，我们展示之旅将会带给你一些很重要的例子，如我们到过的地方和我们是如何到达那里的。为了开始，我们将带你通过一次相当长的"飞行"到火星并返回现实的一个深入的例子；然后，我们将采取一些更短的"航班"，以完善你对 CFI 项目的重点"游览"。

"火星"游记

想想你最后一次看医生的过程，十有八九，如果你比较健康，在进入医生办公室前，你可能就做了一些检查，然后你简单跟医生做了咨询，你收到的意见也许就是一个或两个处方，你就可以继续前进了。

这样简单的，一次性的就诊每时每刻、每天在全国各地都在发生。但是，假设你的情况有一点复杂。你有多个复杂的症状，或者你的医生希望另外一位专家能够检查一下你的症状。那是否可以在今天的就诊期间完成呢？你将需要转诊，而最有可能的是，你将不得不预约下一次看医生的时间，在另外一天再次访问医生，并通过又一轮的讨论，实验室检测和治疗上的规划。

问题是你可能仍然没有完成你的计划。也许第三个特别专家需要进入来介入你的治疗。探访开始增加：你会花更多的时间在候诊室，花更多的时间进行文档记录，而最糟糕的是从你的角度来看，时间都被花在了相同的信息、相同的问题上。对你来说，这一切的一切都是看似无尽头前往诊所或医院。而医药，特别是治疗复杂的病例时，是一件复杂的事情。我们梅奥诊所因安排患者在同一天就诊于诸多科室而著名，但是，即使在这方面感到骄傲，很多时候这方面的安排也是不可能的。

背景

于是，我们开始着手解决这复杂的患者就诊体验。我们感兴趣的是，当然，以患者为主，但实际上，笼罩患者就诊体验中的低效率也同样肆虐于我们的医疗实践，在我们这里的例子是门诊医疗实践。如果患者因为有一个预约并将要前往罗切斯特市，结果却发现他们还需要参加另外一个会诊，我们会设法将它们都安排在同一天，但也有可能会相差几天。越来越多的不便需要花费更多的精力、更多的文档、更多的签入和签出，而我们只是想重新开始，为这些患者创造"完美的"的就诊体验。

很快，我们就开始把这个项目称为"火星计划"。假如我们废弃地球上的所有，在火星上创建一个完美的、多专业的医疗保健门诊，那它会是怎么样的呢？我们会怎么做呢？我们该如何从头开始设计这个医疗实践呢？无论是在物理空间、电子工具上，还是在行政支持和人员编制上，我们怎样才可以完成这项工作，并最大限度地减少患者的不便，并最有效地控制成本以达到最高效益呢？

我们有一种强烈的感觉，一些重大的变革可以在这里完成。随着正确的研究和组合创新，我们可以精简患者的就诊体验。如果我们能够了解初次就诊前后患者的身体状况，我们就可以更好地做出反应。在治疗过程中，我们可以避免昂贵的和破坏性的停止和开始，减少由于转诊以及多个专家不能连续为同一患者创建就诊记录而造成的重复就诊，从而在这个过程中大量地节省我们纳税人的钱。

"火星计划"诞生了。我们设定了一个具体的目标以改善患者的就诊体验，以及供应商的实践经验，并减少梅奥诊所的执业成本，我们建立了一个团队，让它来专门处理。

了解用户需求

因为这些强大的预感，我们设置了我们"火星之旅"的扫描和框架。如果从无到有重新创建的话，那么完美的医疗保健应该是什么样子的？它将如何工作？它将如何解决那些不停困扰人的问题？作为梅奥实践"当我需要来找你的时候"平台的一部分，如何将我们"火星"项目中的发现和原型用于支持连接护理与健康、福利的平台？

当我们开始重新设计这个项目时，我们对它报以很大的期望，希望开发出有效率的应用技术，从而能够帮助整个医疗保健。从一开始我们就在"从大处着想"的探索过程中，通过长时间的外部扫描，在详细观察和倾听中，我们开发出了一个完整发展的见解列表。

患者护理的连续性

我们开发了一个患者护理的连续性来描述为什么大多数患者要寻求医疗帮助。一个小时的完整列表（见图 8-1）。

复杂	慢性	步骤 / 治疗	简单	每年体检
多种病症交织时需要多元化的专家和协调护理	一种或多种慢性症状要求持续治疗	病症确诊时，聚焦于某一特殊流程或治疗的护理	能够轻松诊断和治疗的症状	按年预约进行健康检查；使全年保持健康

图 8-1　患者护理的连续性

对于"火星项目"计划，我们重点专注于那些需要多专业护理的、更加复杂的患者。在我们门诊实践中较为复杂的患者中，一般被划分到左侧的两个类别中，即所谓复杂或慢性病患者。在就诊过程中，复杂患者的调度是最具挑战性的，由于其疾病的性质和解决这些问题所需护理的组合。在某些情况下，专家们共同在一起咨询的时候才能有护理的交付；有的却能在离散协商中处理。但是，在所有情况下，需要咨询多位专家是最具逻辑挑战的。

慢性护理的患者可能需要或不需要咨询多方面的专家，但是，这类患者需要重复访问，所以简单高效的调度也很重要。对于慢性病患者以及其他有着连续性质的患者，我们开始有一个想法，那就是其实我们可以通过观察梅奥诊所的前景来取得进展，也就是说，作为医疗实践的中心，梅奥诊所有许多的特色专家，为梅奥（或不是梅奥实践）但却与我们合作的诊所服务，而初级保健设施则服务于当地的患者。如果周边调度、医疗记录和互动技术都可以有效管理的话，一个患有慢性病的患者，在当地就可以通过梅奥门诊实践的电子专家会诊得到相应的治疗。

结果是：我们意识到"火星计划"的发现对各类患者的整体就诊体验来讲都是有意义的。因此，进行一项大规模的研究工作是有必要的。

实践研究

我们开始了一个重大的实践研究活动，以观察和发现什么是真正发生在我们门诊实践中的问题，并从研究中提出见解。该活动是由创新中心设计师历时八个月来具体实施的，特别的是，探索包括 200 个小时、跨越了包括对 50 多个的临床实践和专家的特色访谈和观察。我们采访了患者、医生、护士、临床医生助理（C.A.）和其他工作人员。我们对三个城市、35 个人种的患者进行了访谈，以了解患者的需求、目标和动机。我们对最佳实践和趋势也完成了一次彻底的外部评估，并用"潮流卡片"的方式总结了行业的状况（在第 4 章介绍）。

总体来说，这是一个从头开始、白手起家的演习，以希望能够透彻地理解在我们的实践中究竟发生了什么（扫描），我们将把我们创新的效果带到哪里，我们才能够解决更重要的问题（框架）。当然，该研究并没有在这里就停止了，它才促使我们刚刚开始！进一步的实验研究会使你更贴近客户的真实、默契和潜在需求。

实践洞察

经过我们深刻的观察，从 12 个类别中，我们确定了有着 238 个见解的列表，用它们来形容当前每天发生在医疗实践的状态、关键的挑战和问题，以及一般的观察。

这里有 12 个大类，你可能会发现，这些类别也适用于你的组织所面对的一些主要挑战：

（1）梅奥组织、文化和信仰。

（2）访问。

（3）协调性护理。

（4）预测性和预备性。

（5）可变性和灵活性。

（6）护理团队动力学。

（7）系统与实践。

（8）交流。

（9）患者的类型和行为。

（10）患者的就诊体验和关系。

（11）护理模式。

（12）计费和财务问题。

框架的问题

即使我们的见解可以被分为 12 大类，我们还是花了很长一段时间把我们研究的主体，即这些 238 个见解综合成一个可操作的一系列问题。最后，我们把门诊实践的重新设计压缩成包含着 7 个需要解决的问题和困难：

（1）缺乏标准化。我们维持不同的过程以进行调度、治疗和管理患者，并且在不同的团队组合中，该机构需要标准化。

（2）诊所只提供一种类型的患者服务。我们基本上对所有的患者只提供一种服务：一种面对面的预约服务，虽然我们可以改变它的长度和提供者类型以供辅助。

（3）患者的复杂性。预约服务应该以人为本，因为每个人的情况都有所不同，而患者另外的需要，只有在患者来到后才能看到。

（4）及时获取信息的缺乏。各自的部门和机构有着比别人更好的访问权限：可访问的时间不等，可以从几天到几个星期、几个月，甚至一年。

（5）患者没有转换回原始的初级保健。患者一旦成为专科门诊实践的一部分，他们很少转变回初级保健。

（6）缺乏系统性的恢复。如果患者的需求改变了，或者如果他们原本并非来自正确的安排，服务团队发现很难调整患者的时间。

（7）文书的负担。供应商和护理团队成员不得不应用多种信息技术系统，而大多数时候都是固定的信息技术系统，或是就在之间相互转化，从而造成了显著文书负担。

创建研究路径

让我们快进一点，我们觉得，我们可以把基本问题领域定义为：①在患者就诊前就确定所需要的正确的护理、护理过程和时间表；②在患者看病的过程中或看病之后，更有效地反映患者真实的需求。通过应用新技术实时同步地或不实时异步地互联互通，预测建模，以及基因组学为基础的疾病建模甚至承诺，我们可以设计和打造"智能适应系统，提供无与伦比的体验"。

这导致了鉴定试验的主线，我们认为，这将导致建立一个智能适应体系，并最终被实践的重新设计。这里有 7 个"火星"的研究路径或"家庭"，分为 4 大类别：知道在正确的时间和地点提供适当的服务；优化服务和体验；创造意识；灵活性。

1. 了解患者

- 预访问题集。在初次会诊的时候或之前，建立一个自动化和标准化的进程来获取患者的临床和心理信息。

2. 在正确的地方，在正确的时间，提供适当的服务

- 定制的教育。提供教育以使患者就诊的格式、位置和时间表更方便，能够使患者更好地准备他们的访问，并创造性地服务团队，提高效率。

- 共享医疗预约（团体就诊）。在那些共同就诊可以支持患者的医疗和社交需求的情况下，为这些小团体预约共同的看病时间，并能够支持医疗团队的可用性和需要。

- 远程随访。以同步或异步移动的方式来指导患者的随访或回访。

3. 优化服务和体验

- 利用空间：减少文书负担。自动记录医疗工作者和患者之间的对话，并自动填写文书信息（计费代码、备注和订单），让医疗服务更高效，减少文书资源。

- 微型咨询：启用医疗提供者以及与患者一对一的服务，并用它来与其他医疗提供者来集中回答问题。

4. 创建意识和灵活性

- 利用空间：提高我们的态势感知能力。在整个一天的时间里，在一定的空间里，可以利用无线移动应用设备使医疗保健团队成员可以提供接近实时的地理空间视图，关于患者的和工作流程的都要有。这将能够使我们在快速变化的环境做出更快的反应，可能包括一天或一周中更多的预约安排，实时分流，而且全系统"空中交通管制"与可视化和可监督的制度。

这些研究路径或研究"家庭"，根据进一步的实验结果，最终成为以"火星计划"为基础的分项目。图 8-2 将研究进展概括成为七个初步实验"家庭"。从这里，我们将下拉到这些路径中的微型咨询之一，并具体地参

观一下这一新兴子项目的实验和研究。

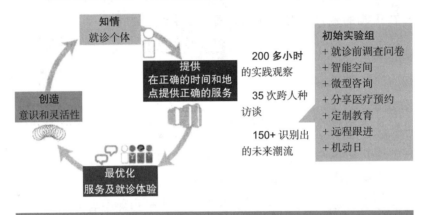

图 8-2 "火星计划": 研究的开始

实践的系统化与微型咨询的灵活性

微型咨询计划被设计为根据患者就诊过程中的发现,允许医疗服务者为其安排其他专业医生的电子咨询。在本章开头所描述的场景是一个例子,一名来到骨科做检查或治疗的患者,而预定的骨科医生根据这名患者的需求,为患者预约了一位神经科医生的咨询。而电子技术的采用使这种咨询的安排和实施近乎实时地进行了,这也就意味着一次很短可能也就只花 15 分钟视频咨询,同时辅之以共享图表、记录、X 射线影像和电子病历(EMR)数据即可搞定。这种结构是我们建构实验的基础。

微型咨询的概念

在我们观察和收集的原始数据的基础上,我们意识到,尤其对于情况复杂的患者,需要其他专业医生的咨询是常见的。正如我们将看到的那样，这一比例可以随着实践而变化，我们的研究表明，在 25% ～ 50% 的大约范围内，平均有 31% 的患者需要这样的咨询。

此外，我们意识到，在许多情况下，当然由于专业不同可能比例会有所不同，一些患者为了接收第二次的咨询而被迫离开诊所并要求改日再来。而这种二次咨询可以发生在同一天，但他们很少通过正式的调度过程这样做。如果辅助专家看一个患者的话，那通常是通过非正式的接触和"路边"访问，当然通过顺便访问或偶然进行一下电话咨询偶尔也会成功。

通过微型咨询，我们需要看到的前景是，患者的主要医生来决定是否需要辅助专家的意见或治疗，可以在系统里了解辅助专家的可用性，并实时或接近实时地帮助患者联系辅助专家，从而可以为患者提供一个可能的简短的、三方通话性质的电子咨询。整形外科医师可以给神经科医生打电话，如果可以的话，当时或在同一天的某个时间，可以与主治医生在实时视频聊天时审查患者的情况。如果成功的话，两个医生可以共同进行治疗或提供治疗方案，当然大多数情况下患者也有参与。而辅助专家也可以直接加入面对面的会诊，而没有时间的消耗和中断。

在发展的早期阶段，商业案例并不总是很清楚，在这种情况下，它强烈要求梅奥诊所从按服务项目收费逐渐转向按人头、按病种、总额预付等收费过渡。

设计和探索微型咨询实验

有了这个想法在脑海中，我们开始对基本需要和工作流程这俩概念的更深层次的探索。我们通过举办共同创造专题研讨会，了解所面临的挑战，并确定机会。我们在三个星期里主持和推动了四个共同创建专题研讨会，一共有 19 个医疗提供商参与进来，涉及各种不同的医疗部门和专家。

在这些研讨会上，我们定位了不同类型的患者，确认了谁可能会更受益于增加这种一体化医疗的增长，包括那些急性的和非急性的、复杂的或简单的患者，在做手术的患者或那些正在考虑手术治疗的患者。在研讨会上，我们还总结出一个工作流，它帮我们理清了如何将两个医疗提供者和患者连接起来的流程。就是在这个阶段，我们给这个工作流程命名为"微型咨询"并制定了一个概念。

> 微型咨询是一个综合性医疗模式，是指多名医生同时可以为同一个患者服务，在医院范围内，使用各种技术，以使他们能够实质性地联系并协作在一起。一个典型地微型咨询主要是有效地集中精力在探讨、诊断和调整治疗有关的问题上，一般只需要10分钟或更少的时间。微型咨询可以是一个安排好的短时间的咨询，也可以是实时没有安排的临时发生的事件。

在划定了互动范围和适当的患者类型后，我们当时就想知道这个想法在不同部门的潜在的可扩展性。我们对五个实践进行了一个回顾性研究，以了解有多少患者能够真正通过微型咨询得到相应的服务。

我们对154个预约病例进行了评估，我们样本的组成主要是新的或已经确诊的患者，我们发现有31%的患者可以受益于微型咨询。这项研究帮助我们了解到在梅奥诊所实施微型咨询有着相当大的机会。

两个迭代

下一步计划就是设计实验。该小组制定了两个阶段或者迭代，并向前推进。第一次迭代的目的就是作为概念验证的实时运动，以向医疗服务者和患者确认微型咨询理念的价值；第二次迭代是以开发运作模式为主，并确认微型咨询可以在实际的工作中运行，而且不需要创新中心的参与或互动。

第一部分迭代概念验证

第一部分迭代实际上是一种正式的、电子化的路边咨询，它是被设计了用以证明微型咨询对患者和供应商的共同价值；证明减少重复访问和日常经费开销等能够达到预期的效率；并证明微型咨询在梅奥诊所的整体可行性。实验设计一组定义好了的问题，通过这些问题使我们能够在做我们的研究之前了解我们可能面对的挑战（见图8-3）。

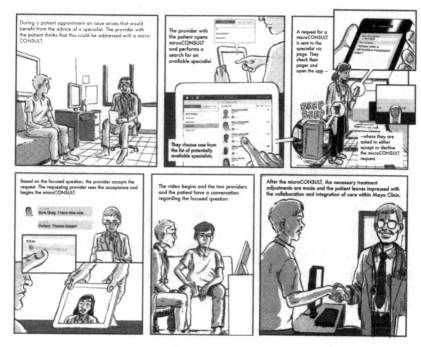

图 8-3　微型咨询流程图

资料来源：该图由 Nicholas Breutzman 制作。

下面是一些例子：

◆ 微型咨询是否有效地降低了转诊预约？

◆ 微型咨询在一些情况下是否适合每位患者并不都需要母婴同室，或重复地询问病史和进行一些没有必要的检查之类的情形？

◆ 这种在患者和主治医生以及咨询医生间的互动是否有一定的价值和满意度呢？

我们还决定，第一部分迭代不应该包括对不同技术的检验。相反，我们只应用苹果公司的视频通话软件（facetime）作为主界面工具，再加上额外的辅助功能来练习调度系统，并创建了一套完整的用户要求（细节可忽略）。

合作的策略和概念是第一部分迭代的主要研究部分。我们初步的研究使我们和普通内科工作在一起。由于普通内科里有相对较高密度的病例适合我们的微型咨询服务。我们决定为一组特定的慢性患者（即急性透析患者）添加一项特殊的测验。

我们从主治医生和辅助医生中招募实验的个体来参与我们的实验；总体而言，我们招募了12名主治医生来发起这个实验，有37名专家来提供辅助医疗咨询。

第一部分迭代的衡量标准

我们的标准包括以下内容：

- 会诊的长度。微型咨询的时间长度。
- 转诊的情况。患者是否在微型咨询后被转诊。
- 技术的影响和可接受性。通过对医疗服务者和患者的专访，根据他们对技术的表现和总体接受程度的印象来捕获定性。
- 价值。通过对医疗提供者和患者的述职采访以了解互动的价值。
- 患者和医疗提供商的满意度。捕获定性：在大多数情况下，医疗提供者和患者通过数字等级来评定对互动的满意度和整体的想法。

第一部分迭代的测量结果

最开始的微型咨询的结果十分令人鼓舞，在初始的迭代中，我们在六个星期内完成了27个微型咨询。平均微型咨询的会话时间为9分25秒。

显然，为了显示出更多的潜在的患者和医疗服务者间的有效率，我们需要量化微型咨询所节省的患者就诊及就诊预约管理者所花费的时间。我们比较了微型咨询和传统上典型的转诊所需的时间利用率。结果是相当可观的：通过测量27个微型咨询，我们发现微型咨询一共节省下来1 035分钟（17.25小时的预约时间），或是每次就诊都可以节省刚刚超过38分钟的就诊时间。

这并不是故事的全部。那节省时间对患者来讲是什么概念呢？我们估计在这个研究调查中，我们总共为患者减少了118天的行程，也就是说，这些是如果患者需要看主治医生然后再次转诊看转诊医生的时间，或平均每个患者约节约四天的时间。这对患者来讲，在很大程度上，它节约了患者大量的旅行和酒店的花费，更何况在等待就诊中间的焦急的时间，家庭成员的差旅花费等等。

我们还通过调查表调查了患者对就诊体验的总体满意程度，让他们用"1 ～ 7"来表达其满意程度：

◆ 对主治医生的平均满意度为 6.1。

◆ 对次级辅助医生的平均满意度为 5.7。

◆ 患者微型咨询就诊的平均满意度为 6.2。

我们也收集了主治医生、辅助医生和患者的意见：

◆ 透析科主治医生："我们能够为患者安排上消化道内镜检查。这使得患者的护理向前快速移动，它满足了受病情严重影响的患者。"

◆ 普通内科主治医生："微型咨询加快了整个过程，当上消化道内镜确定了诊断以后，患者改变了他的就诊日程，并选择了第二天在梅奥诊所进行手术治疗。"

◆ 胃肠道转诊辅助医生："这是非常好的。这远比与患者面对面地提供咨询会诊要好，因为透析执业护士医师在场，她可以帮助解释相关的医疗信息，在这一进程中，会有很大的潜力。我们可能在一个小时内完成 6 个这样的病例，这样就节省大家的时间和金钱。"

◆ 员工保健社区的一名患者："最积极的事情是，我们立即都出现在同一页上。我的医生知道会诊专家在说什么，他会问一些我自己不会想到的问题。我不需要试着去记住我的下一次看病的时间。每个人都已经知道了我的情况。"

进入到第二部分迭代

第二部分迭代，在写这篇文章的时候，这个部分正在进行中。这个部分的计划是完全自动化的微型咨询的整个过程，把创新中心从设计中消除，使主治医生能够更容易地去为患者安排会诊时间或直接发起一个独立于创新中心和行政帮助的实时微型咨询。该小组目前正在招募更多的合作伙伴。但是，衡量标准将保持不变。

在本次迭代完成后，我们的预期是"现场启动"（go live）微型咨询的一个版本，并最终将其扩大到大多数的医疗应用中，并希望身处门诊以外的医生也开始使用。

从这个例子中，你可以看到在工作中的融合创新模式（Fusion Innovation Model）。在这个例子中，就是患者和医生有着大量的设计思维和共同创造。你可以看到大量的科学方法（假设、实验、详细测量）和项目管理（阶段、报告、沟通）的混合，并通过研究和项目开发的各个阶段而不断地迭代。

电子咨询无处不在

我们要总结一下我们其他更典型的一些项目。为了尊重你的阅读时间，我们提供了对更高程度上的大图景的总结。

正如你可能已经注意到的，火星门诊实践重新设计项目涉及了患者亲自出诊的全方位的问题。除其他事项外，我们介绍了非同步和同步的连接，以实现更大的实践的灵活性，并通过微型咨询，带来特殊专家咨询以突破医院围墙的限制。

微型咨询的原理和技术不是那么新型的事务；而通过火星计划，申请实现近实时的二次医疗协商，不需要后续转诊随访则是新的变革。事实上，微型咨询借来的原则和经验早在我们研制的连接护理平台中开发了，希望借此来连接患者（和其他医疗服务人员）和梅奥医生，进而，患者就不需要亲自来到梅奥诊所就诊。

三方共赢

自 2009 年以来，创新中心一直致力于研究和开发"连接"模式，以向患者提供梅奥基本的和专业的医疗护理，进而省去没有患者必要亲自来到梅奥诊所的具体设施。这些模式因为把梅奥诊所的专业知识方便地带给了患者，从而改变了患者的生活。而且电子模式降低了医疗成本，并帮助梅奥诊所的医生发挥了他们的能力来帮助更多的患者。患者的就诊体验和企业效益相结合，使这些连接护理的新举措十分重要。用我们的行话来说，我们将之形容为"三方共赢"。

在连接护理的众多项目中，电子咨询项目将非同步化远程辅助电子咨询以带给梅奥或非梅奥本地诊所的主治医生。

电子咨询的发展

电子咨询模式为那些不需要面对面会诊的患者提供了有效的专业咨询；现在的计划正在处于扩展性实施。我们定义了 170 个医疗条件，它们都可以应用电子咨询，因为该模型已经全面启动三年了，我们已经完成了14 000 电子咨询。

需要解决的问题

这个创新为那些已经有了初级保健提供商的患者提供了接受高性价比的专业医疗咨询服务的机会，从而代替了传统的面对面的特殊会诊。这种模式将允许远程患者接受梅奥专业医疗咨询，为患者提供了一个既经济实惠又方便的选择机会，并开放资源，为那些最需要面对面会诊的患者提供会诊的机会。

我们着眼于两个输送方式：同步（synchronous，与患者的主治、保健提供商实时对话）和异步（asynchronous，不是实时的，因而不能立刻，但是会很快得到答复）。它必须易于使用，特别是对于那些在非梅奥初级保健机构中的非梅奥用户，必须能够无缝地访问并收到成效。

了解用户需求

我们开始了与我们最大的商用付款人 [即明尼苏达蓝十字（Blue Cross）和蓝盾（Blue Shield of Minnestota, BCBS-MN）] 的合作。我们一起致力于专业护理的电子咨询模式的开发与合作，这将为患者带来更多的方便，也可以加强我们与当地社区初级保健的关系，并降低治疗成本。我们选择了距离罗切斯特市梅奥诊所的数百英里[⊖]的明尼苏达州的德卢斯市（Duluth, Minnestota）的明尼苏达蓝十字和蓝盾的附属诊所，作为梅奥诊所

⊖　1 英里 =1.609 千米。

的一个试点模式。

梅奥诊所的主治医生、专科医师与德卢斯市的医生就电子咨询试点模式的临床情况进行合作，从而试图取代面对面的会诊咨询。正如技术投资分析可能会"回测"分析模型一样，我们也回顾了我们的医疗记录，以进一步确定使用电子咨询的各种可能情况，我们还对我们的医生就了解他们的需要和意愿进行了调查。通过这个初始的研究，我们估计，大约有30%的患者可以通过电子咨询来会诊，而85%参与了调查的专科医生则认为电子咨询是可行的。

我们还努力去了解患者的就诊体验以及如何更好地提供远程护理，我们建立了一个模型，并将它纳入了梅奥一体化的护理模式和以患者为中心的主要特征之中。我们认为通过避免二次预约会诊和旅游行程来节省患者的时间和旅行是显而易见的，但我们也非常强调要及时得到患者的反馈，并测试电子咨询响应的时间，以保证最低限度的专家反应的延迟。

实验和原型

我们初步的研究结果表明，我们的方向是正确的，于是我们决定通过与明尼苏达蓝十字和蓝盾所附属的德卢斯市的诊所合作，推出一个大型的实验用以构建一个大规模的完整原型。这个实验在最初超过7个月的时间里覆盖了一共120个专业咨询的外部实践组。然后，它利用超过两年的时间与梅奥一起通过与39个专业领域的专家交叉合作，达成了158项医疗标准，最后扩展到一个大规模的原型。

我们绘制了关于现有的面对面会诊的流程图，包括患者的触点，全面运行的情况及与电子病历的相互作用。然后，我们设计了一个关于电子咨询交付方法的原型，并对它的过程进行了测试，以确保它的质量。我们与明尼苏达蓝十字和蓝盾所附属的德卢斯市的诊所的一些主治医生中进行了试行，我们从心血管这个特殊的科室开始了我们的试点。一旦我们试点的结果证明电子咨询是有效的，我们将逐渐把这个电子咨询模型从德卢斯诊所推广到我们梅奥诊所自己的初级医务人员和专业医务人员的实践中（见图8-4）。

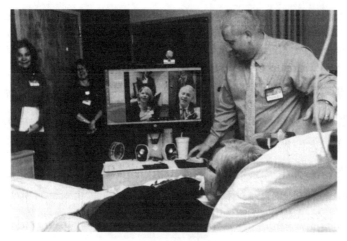

图 8-4 正在进行中的电子咨询

要正确执行实验，我们不得不接受一些重要的问题。首先，由于现有的付款人，也就是说保险公司或政府部门还一般不会为电子咨询买单，所以，我们必须通过明尼苏达蓝十字和蓝盾来建立支付途径。当然了，我们必须开发出容易让人理解的事关患者的交流资料，这样当初级医务人员与患者讨论这种电子咨询形式的服务时，就可以利用这些资料与患者交流了。

我们与医疗专科专家合作，以了解可以应用电子咨询的环境，及医疗专科专家需要知道哪些先决条件，才可以为此患者提供咨询。例如，如果是为了内分泌 / 骨质疏松症的电子咨询，这将需要最近六个月内完成的骨密度测量、血清钙水平以及目前所用药物的列表。

我们开发了一个工具，以评估初级医务人员和专家对这个新的医疗模式的满意度。我们为患者也进行了类似的评估，以比较电子咨询与传统的面对面会诊的区别。

试验的发现

大规模的试验告诉了我们许多：

◆ 容量。截至 2011 年 9 月，我们完成了向梅奥罗切斯特发送 6 253 例电子咨询。大约有 65% 是通过电子咨询的方法足以完成；有 35% 的案例还需要进一步的面对面的咨询。

◆ 完成的时间。典型的电子咨询花费 15 ～ 20 分钟，约占面对面咨询
的 1/3。大约有 27% 的病例在当天可以完成，有 83% 的病例需要
一个工作日，有 93% 的病例在两个工作日内可完成。

◆ 质量。通过对随机的样本和注册护士的回顾，我们了解到大约有
98% 的咨询要求是在医生的记录中，关于对病人所提出的要求以及
明确病人问题两方面的情况。

◆ 医生的满意程度。根据在试验中以及试验后对医生的问卷调查，有
84% 的转诊医生对他们所开出的电子咨询是非常或比较满意。

◆ 患者的满意程度。对患者进行了细节的调查和访问，他们给予了高
度满意的报告，有超过 90% 的患者表示非常满意或比较满意。并
不是所有的医生在最初就支持这种医疗，以及参与早期的示范案
例，还有对接受程度的引导也是很关键的。对于没有人际关系和个
体接触的恐惧，也是这种模式中需要解决的部分。通过邀请专家参
与电子咨询合适情况下的结论环节，有助于缓解这种事情。

我们也要注明为这个模式取得成功而需要注意的关键因素：梅奥诊所
创新中心医生的激情和所承担的义务，拉杰夫·乔杜里（Rajeev Chaudhry）
医生领导着这个项目，而且参与设计师、项目经理、医生、护士、财务和
系统分析，以及遍布梅奥诊所运营部门工作人员的多学科团队。这个团队
因为电子咨询项目而获得了梅奥诊所优秀团队的奖项。这个项目是在用自
己的最佳表现来共同创建。

影响

电子咨询在早期就很明显提供了一个新的方式来提供专业护理。这个
特别适合那些在初级保健提供商和专家之间知识传递的情况。伴随关键的
医疗健康挑战是包括增长的医疗复杂性（特别是伴有新的测试和药物）、过
度的花销、事务碎片，以及单项目实体性能量的缺乏，患者作为顾客模式
范例的出现，为初级保健医生和专家一起工作提供移动端合作工具的价值。

在 2013 年年末，我们完成了 25 000 例电子咨询。在 2013 年，我们在

梅奥诊所罗切斯特实施了近 8 000 例，差不多 2 000 例在佛罗里达州和亚利桑那州的其他地方实施，大约 1 800 例来自我们梅奥诊所医疗网络和国际附属的医疗实践。在 2014 年，电子咨询的容量比 2013 年增长了 40%。

与遥远的地方联络：对阿拉斯加实时电子咨询

在阿拉斯加当地超过 45 岁的人群中，癌症是第二大导致死亡的原因，这是根据美国癌症委员会提供的信息，这个委员会是非营利组织，主要是推动政策、项目、合作方，以及调查工作来消除在美国境内和相关附属地中由于癌症所带来的不公正，尤其是在种族、少数族裔和没有医疗服务的人群中。并不令人震惊，阿拉斯加州有限的医疗专家，例如肿瘤医生或乳腺健康专家，特别是那些州内的流动地域。

所以，我们内部与梅奥诊所癌症中心（Mayo Clinic Cancer Center）、乳腺疾病诊断中心（Breast Diagnostic Clinic）合作，外部与阿拉斯加州本地医疗中心（Alaska Native Medical Center，ANMC）合作建立了一个项目，可以为缺医少药的地区提供梅奥诊所乳腺癌专业知识。缺医少药的地区不仅指地理，还有人口，所以我们模型的连续性不只是节省了大量旅游的复杂花销。从各种意图和目的的角度来看，我们的项目使得这些地区的医疗护理成为可能，虽然可能是周期性的。

我们还建立了一个同步的音频和视频电子咨询，使阿拉斯加州本地医疗中心的病人和初级保健医生可以与罗切斯特市的梅奥诊所同步连接在一起。这个模式运作良好，自 2010 年开始，当地的医生为梅奥诊所提供了超过 200 例的电子咨询。

通过电子咨询，我们梅奥诊所真正做到了"这里，那里，无处不在"的模式。

今日的护理：优化治疗团队

治疗和健康平台是我们在实践"这里，那里，无处不在"的愿景视野中的第三个平台。这个平台的本质是拓宽治疗的定义为"使之包括健康的维护以及加强，以避免传统的身体检查"。这个平台的主要工作包括沟通、交流健康变革性项目，这些我们会在未来进行探索，以及老年健康和独立自主生活项目（HAIL），这个项目的目标是老年人、慢性疾病患者和需要我们 HAIL 试验室来管理的人群。

对于我们的案例，我们会带着你在一个高层面上去参观另外一个项目，这个项目与梅奥的医疗实践、联络医疗平台有非常紧密的交集：优化治疗团队（Optimized Care Teams，OCTs）。

背景：你所需要的治疗是什么时候以及从谁那里获得

优化治疗团队是一个真正在大的社区医疗变革"大伞"的项目下的分项目。社区医疗变革的中心想法是在所需要的、地域性的和花费的基础上提供正确的多种医疗服务。在我们的想法中，关于这个项目会有三个主题贯穿其中。

第一，我们认识到，现今的治疗模式是线性的和以破损—修复模式为中心的——你需要治疗，你联系医生，你预约挂号，你去看医生，你得到治疗，然后结束（而且有可能重复多次）。这种传送带模式（随后详细描述）通常都是不能提供治疗或在生病期间不能实现治疗。它也是以见医生为中心，与其他许多可改变的方法相比，对于于患者来讲，这种方式是花费更高的、方便性更少的。

第二，我们认识到，这种模式在大城市比较适合，在那里有"临界质量"的医院、私人医生、专家、检验室以及其他服务设施，这些都坐落在彼此的附近。那么，其他许多移动的区域或小的城镇、城市呢？难道这些人不需要往返于双子城或罗切斯特以求得到他们所需要的治疗吗？或者需要我们在移动区域设立小的、低效率的医院，配备完整的人员和设备来满足患者的需要？

第三，医疗健康世界是一个快速发展并趋向于支付价值，以及《平价医疗法案》，对这个我们在第 2 章注明过。随着为支付价值，虽然我们不能负担起雇佣全职的医生在现场来服务人口密度小的地区，但是，我们可以支付而保留专业人员在那里，这些人有较少的信任度，能够通过电子方式与罗切斯特的梅奥诊所或其他地方的梅奥诊所联络上。

我们使用这三个问题，进而形成这样的假设（我们融合方法中的科学部分）："通过发展一个灵活的、以团队为基础模式的医疗，集中配有正确的技术、介入点、场所设计，以及团队的实施，我们可以在正确的时间、正确的地点由正确的人通过正确的方法来实施正确的医疗，所有这些都是在正确的花销下开展的。

这样，优化治疗团队的模式就为了将来的科研和大型社区医疗变革的项目而产生了。

定义治疗模式

我们有个直觉，那就是现有的健康模式可以得到改善。但是，我们想在一种方法中实施它，那就是内在的衡量手段、科学性，以及可以将之展示给目前的决策层。

我们感到去得到一个可视化的、可以非常快速工作的原型是极其重要的（大处着想，小处着手，迅速行动）。正如这样，我们很快地工作以建立起一个可改变的医疗模式，它可以在实践中测试和锻炼一个治疗团队的观念，并且提供一个真正患者治疗经历。在这个案例中，试验可以被用于大多数的科研之中。

第一步是确认"目前"的医疗模式，并发展它成为未来在科研和实践中的模式。目前的模式在图 8-5 中阐明出来。这个模式是被认同的，而且不需要太多的描述。它是面对面的，它是普通的，但是并不经常会需要一个医生，它是被动反应性的且只有在一个人患病和需要治疗的时候才发生的模式。

"未来"的治疗模式可以"围绕"所有疾病和健康时期的患者，附带所有水平的医疗描述在正确的时间和正确的内容与其联络。在这个模式中，医疗可以由团队来实施，无论是预防性的或反应性的模式（见图 8-6）。"团队"可以是医生、注册护士、处方护士和护理协调专员、执照护士、实习医生和社区卫生工作者混合组成，随后还会加入"健康导航员"。

目前的治疗模式：传送带式的护理

当前的护理模型是围绕着病人和医师、护士或其他门诊工作人员的面对面交互建立的，聚焦急性病，并且倾向于被动回应。

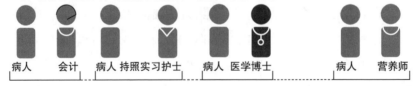

图 8-5　目前的治疗模式：传送带式的护理

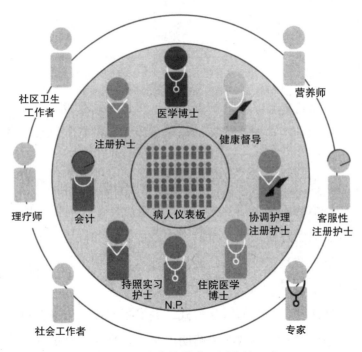

图 8-6　未来的模式：围绕性医疗

但是，这些细节会超出本书的范围，运营模式包括一组治疗团队的日程表，带有"拥挤成一团"的团队成员来讨论患者、治疗类医疗，以及指派合适的治疗团队成员去诊治。

洞察力，它必须是正确的

卡森（Kasson）是明尼苏达州道奇县的一个小城镇，人口 6 000 人，有典型的美国中西部的镇中心，它有一个在 1895 年由整齐石头建造而成的水塔，并且在公园举办每年一度的庆祝集会。它就坐落在罗切斯特向西开车 15 分钟车程的地方，那里也设立了梅奥诊所医疗系统的一个分诊所。

　　为了快速得到概念的印证，我们在卡森建立了一系列的现场试验。如果我们建立一个治疗团队和管理来自所有道奇镇的患者流，以及我们提供技术和场所，我们就是想要看看然后会发生什么。我们想看看灵活的治疗模式是如何工作的，而且我们想去度量谁实际上会出诊看患者，有什么样的治疗需要被提供，以及团队和患者对这种模式的感觉如何。从试验中，我们了解到更广泛地利用卫生保健团队的潜在需求。在许多例子中，患者可以在护士出诊时就得到很好的服务，还可以通过上门服务或者配备更完善的治疗团队来实现（见图 8-7）。

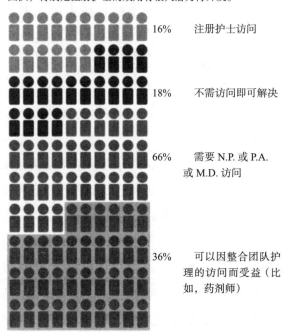

谁需要看医生？

如何最好地满足病人需求？

据 2013 年第 1 季度最优化护理实验分析，表明更大团队，特别是注册护士的效用有很大潜力待开发。

16%　注册护士访问

18%　不需访问即可解决

66%　需要 N.P. 或 P.A. 或 M.D. 访问

36%　可以因整合团队护理的访问而受益（比如，药剂师）

图 8-7　结果：谁需要去看医生

如图 8-7 所阐明的，我们发现在这些试点中，设立正确的、灵活的或尽可能完善的治疗团队允许我们的员工成员"以他们执照的最高点来运营"，就是说，根据他们的能力和患者需求来提供服务，所有的这些都可以在成群的患者来临之前完成。充分使用注册护士和有处方权的护士，只有 6% 的就诊患者需要首先看医生。同时这也减少了文案工作，既然很多的流程已经被提前准备好，所以这里会有很流畅的患者流程。这是因为这里只有少数的"停顿→再启动"，患者不需要被从一个医务人员转换到另一个医护人员。

正如通常所见，我们也从医疗团队成员和患者中收集到了高质量的反馈，并且确信这些数据没有把我们转到错误的方向上：

"如果你非常熟悉这个人，那么他看起来不像是个复杂的患者。"

——医生。

"我非常高兴我的医生不需要见我。那就是意味着我的病不是很严重。我知道今天他们派了正确的人来照看我。"　　　　——卡森的一位患者

"当有最大的团队参与时候，它真的让医生可以去展开更宽阔地思考。"　　　　　　　　　　　　　　　　　　　　——医生

"我真的喜欢听医生们的交谈，而且可以了解他们是如何思考的。这真的帮助我吸收了会议期间用的信息。"　　　　　　——执照处方护士

"它看起来是一个团队的人在为我感兴趣的事物工作。它感觉起来很高效，而且有很好的沟通。"　　　　　　　　　　——卡森的患者

从这些最初的试验中，我们了解到有许多工作要去做来完善临床助理（Clinical Assistant）的工作。临床助理是以团队的运营和资源的时间安排为中心；使用更多的工具，以及在处理能力方面的培训，我们可以使过程变得流畅。在我们"变革"这个模式进入更多的现有项目模式中（相对急诊医疗），我们会花更多的注意力来安排护士去联系在健康中的患者，而不是在患病期间的患者，这就是所称谓的非就诊医疗。最后，为了优化治疗团队（OCT）和拥挤成一团的团队，我们设计了理想中的工作场所（见图 8-8）。

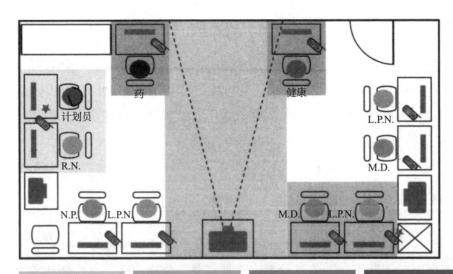

图 8-8　优化的治疗团队工作空间

当我们在探索"好"的医疗保健，为平衡急性疾病就诊和如何提供最好的、成本效益最佳的方法来实现这个的时候，一个想法跳入我们的脑海中：如果我们设立一些志愿者岗位，邀请那些注重社区的人们与我们临床工作人员一起来帮助我们的患者维护和改善他们的健康，然后会发生什么？我们感到的是一个"医疗保健导航员"可以为这些个人提供一个联系点，而且给他们指出良好的社区资源，包括哪里会需要我们的医疗保健资源。医疗保健导航员能够提供谈话的对象、类似的"医疗保健管家"可以为社区服务。我们开发了医疗保健导航员项目，我们全面试行新的医疗保健导航员团队成员，这些人最终成了核心团队成员。

我们（以及我们的构成人员）被这些试行者所鼓舞，我们看到这些实行的真正优点。在优化治疗团队模式、我们梅奥临床实践和联络医疗平台间，有许多潜在的协同作用——所有这三个部分紧密联结并且印证了我们伟大的远见。

指导实施

最后，我们总结出一个 64 页厚的小册子，取名为"优化健康团队：实施直至适应的工具包 1.0"（Optimized Care Team:Implementation to Adoption Toolkit 1.0），用它来帮助系统内任何地方任何医院来实施优化健康团队的模式。

梅奥诊所患者应用软件

最后，我们以一个例子来结束，梅奥诊所患者应用软件，它展示了"方方面面，无所不在"的愿景而这正是起源于临床实践，而后偶然成为 CoDE 的项目，并且还拓展了范围。以下是这个故事。

为了迎合梅奥诊所患者以及加强所有患者就诊经历的增长需求，创新中心给予 CoDE 一个奖励，让它去建立一个独一的、简单化、便携式的为梅奥患者和来访者准备的电子化环境。由梅奥的两个部门组合（公共关系部和电脑工作站支持服务部门）来申请这个奖项，并创建这个应用软件，这是一个电子工具，它可为梅奥诊所的礼宾拿来帮助来访者在梅奥周围定位，来提升来访者的体验。

应用软件在苹果线上商场于 2012 年 5 月发布的（见图 8-9）。在它的首次发布中，梅奥诊所的患者应用软件就证明它是当患者在梅奥诊所园区的时候，用于引导患者的一个容易使用的工具。应用软件的第一版本包括了帮助患者围绕门诊、医院找路的信息，沟通交流的信息，以及找到饭店和消费场所的指示。发布在第一天，应用软件就被下载了 1 000 次。

在梅奥诊所创新中心的典型风格中，在软件发布后，一个小的 CoDE 团队继续在媒体上追踪有关应用软件的内容。在下载的随后一天，一位患者在社交媒体上发布了信息，引来团队去深度地从他那里进行了解。患者发布的内容是："各位，你们真就错过了这艘船了呢。"团队人员联系到他，然后发现这位患者是位盲人，而且他指出了一些严重的缺陷，这些缺陷阻挡了应用软件的可用性。一些舞台背后的 IT 魔力和几周的努力实现了修正，提供了一个可以被任何人接受的平台。

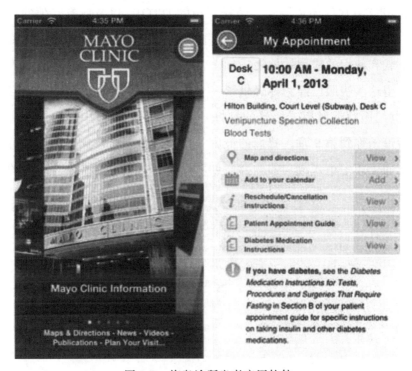

图 8-9 梅奥诊所患者应用软件

团队坚持以这种态度工作是梅奥诊所创新中心的普遍现象。我们如何继续保持修订产品或服务来帮助更多的患者？什么是用户所增添的需求，正是我们所能努力提供的？更多的功能很快就被添加到应用软件中，包括对于第一次来梅奥诊所就诊的患者，使之有能力在 7 天 /24 小时内随时进入他们个人的医疗档案中、他们的实验检查结果、预约就诊的时间安排中，以及使用网上服务账号的其他服务（这是个非常容易设立的服务项目，一位患者只需要他的梅奥诊所的患者号码）。团队后来更是为之增加了包括最新新闻、期刊和健康信息（如来自梅奥诊所的视频）等功能。所有的这些改善使应用软件成为实现"方方面面，无所不在"的跨域平台的工具。就如它的重要性，梅奥诊所患者应用软件的开发，以及它以患者或以人为中心导向的成功，已经为梅奥诊所其他应用软件建立了必须遵循的标准。

它甚至在苹果公司都引起了波澜。在 2012 年苹果全球开发者大会上，苹果公司的 CEO 蒂姆·库克特别强调了梅奥诊所的患者应用软件。此后，我们将该应用软件还拓展到了摩托罗拉的 DROID 以及所有其他的移动平台上，本书成书前该软件已经被下载了 20 万次。它已经成为梅奥诊所被最多下载和使用的应用软件之一！

希望这些快照已经为你提供了一个关于我们如何实施我们的项目和我们 21 世纪医疗保健模式愿景的良好知识。在这个章节中，我们取代总结而直接带领你到第 9 章，我们的最后一章：它是一个使用者指南，可用来在复杂的企业中植入成功的融合性创新模式，而它们全是来自我们的经验的礼物。

梅奥诊所的创新之路

创新之旅不是一个处方可以解决的

你不能通过修改现状来改变。

——蒂姆·布朗（TIM BROWN），

IDEO 行政总裁，兼任梅奥诊所创新中心外部咨询顾问委员会委员

啊哈，就是这样。或者就已经是这样了。"P"字母就是代表"处方"（prescription）。你知道，我们是医疗专业人士，有可能心中想着克莱顿·克里斯坦森（Clayton Christensen）的著名作品《创新者的处方》（*The Innovator's Prescription*），你也许期待我们会用 8 章内容来针对如何创新"给出处方"，以及如何为改变未来的医疗健康"给出处方"——从我们给到你们，在一张小的纸上将它写下来并签上名字（或具有同等作用的电子签名），你们期待得到一个能修理好事情并且向前推进的配方。

我们可能被世界上最好的医疗机构所聘用，我们也可能来自我们职业生涯上的最高层。但是，我们知道，我们没有针对所有痛苦中医疗健康的最恰当的解决方案，更别说把你带到成功的、能捉摸到的创新前沿的最恰当的解决方案。

就是因为这个原因或者其他原因，我们尽可能不让自己使用字母"P"。总之，在医疗行业，它已经被滥用了。这不是处方，也不是"治疗计划"，这是我们为你们取得成功而给出的配方。相反，它是一个新想法清单，是用以了解我们进程的学习、教训、失败的原则，是我们的进化理论，是适合你们拿来整合进自己的组织架构以取得成功的成熟之策。

我们希望我们已经给了你们一个清晰的愿景，使你们看到了进行医疗变革的机会，而且你们已经看到了我们是如何自己推进这个机会的。你们

的机会可能是与医疗有关，或者无关，但是我们确信，你也面对着如何把你们自己复杂的企业推进到一个重要目标的挑战，而不管这些目标在今天看起来是明显还是不明显。

所以，相比较处方或治疗计划，我们所提供的大部分是关于如何发展一个坚实的结构化的和文化的基础的一份清单，帮你们实现在复杂环境下的创新。它可以帮助你发现你必须做什么，要做什么，而且它还可以帮助你找到去哪里投资。它大部分是创新医疗和创新团队医疗的计划。

对你而言，这可以从一个破碎的部分开始，或从没有破损的部分开始。我们的目标是来帮助你建立组织化的医疗并由此带来活力，在你自己的创新中，成功变成了更多是关于自我实现的预言的东西，如同好好遵循健康习惯的人，健康便是其自然的结果一样。好的创新习惯带来好的创新医疗，就像好的个人习惯带来好的个人健康。

至此，为准确起见，这里有 10 个原则可以拿来作为对我们这本书的总结，这些原则完全建基于为了实现成功，在复杂环境下和企业内所做的变革性创新的经验上。这些原则以及除此以外的原则都是精心设计来帮助你们从"大处着想，小处着手，迅速行动"的。

打造一个独特的、嵌入式的团队；创建独一无二的身份

在复杂的企业中，我们一次又一次地看到一些个人或小的团体，在"雷达"监控下收集资源，尝试推动一些事情，像个讨厌鬼那般。这些尝试偶尔会取得成功，而且这也可能成为着手之策，不过，尽管我们在早期就有一些这样的 DNA，我们依然坚信快速的发展直至建立一个从字面上来讲位于企业中心的、高度可见的、嵌入式的创新"中心"。

将创新置于企业的中心部位会帮助你的工作取得牵引力，这是由于它是清晰可见的，而且它还可以帮助扩展对话、拓展相互作用、增进合作和改善组织其他部分的参与程度。人们天然拥有创新的、创造的精神。就如 IDEO 的创始人兼任斯坦福教授戴维·凯利总结道：创造力并非来自少数几个天选

之人，而是存在于我们每一个人身上。我们需要帮助人们迸发出创造力，针对那些失去触及创造力的人们，我们来帮助他们建立对自身创造力的信心。

人们希望推动他们自己的想法，当他们看到一个合法的、有资金支持的、资源丰富的实体在他们企业的中心来推动这些想法时，他们就会没有惧怕地前来加入，这没有浪费时间的风险或更糟糕的风险，他们步入了还没有被更大企业"发号施令"的领域中。他们有了想法，从中受到了激励；然后，他们奉献想法，并测试它们的机会。通过将创新团队嵌入并使之成为中心，你会"从交换中取得收获"，这并不是其他机会所能代替的。对于企业来讲，嵌入式创新组织应该成为一个示范，一个具有实体性质和智力性质的示范。它应该是一个让参观成为令人兴奋和鼓舞的地方。它应该是带着变革性创新而拥有一致身份，进而在企业当中当表现很好的成分。

从现实看，你也许并没有基金支持或来自组织机构的支持来从这种起点出发；放心，我们明白你的苦衷。但是，你应该现在开始在脑海里想到最后在这个征程中，一个正式的、嵌入式的创新中心终将建立。甚至在一个开放的墙上挂上一块创新的标志牌，事实上，一个合作式的空间是重要的第一步，这也正是我们如何开始的。相信我们，只管建立它，然后，人们就会来的。

寻求多样性

如果你只是简单地把现存的组织好的角色带到你的创新团队中，猜猜会怎么样？你会得到几乎一样的未来和工作方式，这些在你的组织DNA中都是已经先天拥有的。这并不是所有的坏处，要知道，你还需要一些人，懂你的企业所做之事的人。

但是，这里有许多收获应该来自：从外面进入你的组织中的人的经历、才智和前景。拥有不同教育背景、能力的人们，以及在不同的企业和不同的行业中的人们，甚至依靠自己带来一个令人感到新鲜的、新的构建和解决问题的方法，即在通常情况下能更好更快地解决问题的那种更快的手段。对于我们这些期望"大处着想，小处着手，迅速行动"的人来讲，清新的洞察力是无价的。

特别是在我们的行业中，在这里有关于如何完成事情的强力"按钮"，这是非常重要的。如果你需要一个新的解决方案，你需要更新观点，你最好的工作就是带进聪明的人来，以及带进多种背景下的睿智洞察力来。最好的混合就是一个"新鲜血液"的健康混合，已经建立好的、有信用的内部人物，他们知道如何去导航和定位你企业所面临的暗礁。

我们初步建立起自己的多样性，通过与像 IDEO 和 Doblin 概念冠军这样的交流，并且前往其他创新中心参观，尤其是其他行业的创新中心，通过引入实习生等方法带入局外人，这样我们可以通过选择性雇用做一个温和的预算。

采取整合的、整体论的方法

我们知道，这个听起来像是 20 世纪 60 年代末的"好绝妙"，但是，经过时间，我们发现采用整合的，整体论的方法推动变革以及我们是如何配备人员和建立组织来推动变革是有意义的。

是什么意思呢？首先，就像我们实施医疗健康的问题，它意味着我们看待问题从整体出发，"医疗，医疗健康，方方面面，无处不在"。我们没有把聚焦点和人力资本只放在问题的一个方面，比如，放在诊所实施的急性情景化护理（Episodic Care）上。我们将医疗健康和医疗健康变革视为一个系统工程。

当然，风险是我们在努力"使大海沸腾"。是的，我们过度分散了我们的资源和精力，以至于没有做好任何一件事情，甚至没有完成任何一件事情。这个风险被我们同时在同一问题的多个角落运用我们凭借知识和工具所得到的好处而抵消掉了，就像我们在应用网络医疗技术的同时，在医疗现场和移动医疗护理中所看到的情况一样。在"整体"的范围内，我们仔细地构造计划和项目来避免"使大海沸腾"这种荒唐事，这种方法能确保我们是始于小的倡议，在各条战线和高回报的项目上都有良好的进展。我们没有在"杂草"中迷失自己，没有因出现太大的事儿而失去控制，以及因太远离中心的事务而失去意义。我们是真正地依靠我们的座右铭（即大处着想，小处着手，迅速行动）生活着。

这一整合的、整体论的方法也已经被应用到我们的员工身上。大部分的组织趋向于将他们的员工（项目经理、设计师、计算机专业人士以及其他人才）"储存"起来。我们认识到了对工作经验的需求，为了避免因不同群体用不同角度和衡量标准以及自顾自家带来摩擦，我们已经创建了融合性创新模式，在那里我们依靠设计思维的三原则、科学方法和项目管理的原则而成为整体。此外，我们围绕着平台、计划和项目，而不是按照特殊区域将我们的团队形成了"村落"。

作为结果，我们的团队成员已经成为"专家通才"的能力来实施整体论的方法，解决整体论的问题。他们就像小生意所有者，不得不去做任何事情来使生意运行。从我们的经历看，这引出了更好的、更完整的问题解决方案，而且它也成了一个更简单、更有收获的工作方法。

拥挤清晰的愿景

如果没有一个清晰的愿景告诉我们到那里去，以及它与现在相比有何不同，在这种情况下，我们不相信任何一个创新组织可以存活下来，更不要提繁荣了。

梅奥诊所已经投入了许多去达成"医疗，医疗健康，方方面面，无所不在"的"永远为我而在"的宗旨。我们已经构想出、描述出、围绕它描绘出图画，而且通过各种可能的机会由企业来宣传它。在梅奥诊所创新中心，我们继续调试它，以及运用类似"需要我什么时候到你那里"，"你什么时候可以来我这里"以及"什么时候我才能知道我不需要你"等宣传使它人性化。

21世纪的健康模式是件复杂的事情，而且没有人能完全准确地知道它是什么形象。当我们开始每一个项目的时候和完成一个项目的时候，以及当我们经历了环境变化（像《平价医疗法案》）的时候，或者在梅奥诊所外看到一些新事物的时候，我们的愿景都有一些演变，它是原生的和迭代的，它是以一个序列来表现的，虽然它不是一幅关于未来状态的图画，但它是一幅关于进化路径达到目标的图画（见图3-4，作为回顾）。

总之，好的愿景是清晰的，它们定义了重要的事情，它们建立了抱负，而且最终促进并设计出了通往目标的路径图。它们拥有适应性和原生态，而且它们为组织内的其他部分清晰知晓。作为结果，它们处在了创新中心和企业整体的心智之上。

沟通，沟通，再沟通

这是永远在发生的事情。优秀的想法、优秀的创新来自优秀的人才，优秀的团队配合优秀的领导，但是结果却什么也没有发生！可以想象一下，领导最后只好自个儿挠头。发生了什么？什么没有发生？为什么？

这样的机会是他们的想法、他们的努力，甚至他们的存在有可能没有被权势人物和企业的其他人所看见。

我们认识到，融合的重要部分是我们为自己的选区做事。针对我们所做的和我们所想，我们认识到为了清晰、动人、跨越企业内部（以及外部）所有可能渠道，有意义的沟通、交流是必需的。我们投入在一个明确的、令人满意的、专业水准的图表上，投入在采用多媒体的演讲上，投入在清晰且像ionCFI那样的信息综述上，来给在企业中忙碌的重要人物一个清晰的信息。我们对待沟通、交流如同对待一个必需的、指派资源来确认它的出现，而且有个固定的沟通、交流时间安排，而不是在一个人提出问题以后，经过思考来做的沟通、交流。

总之，我们使用沟通、交流并不只是发出声音，而是实现两个其他关键的重要目的。首先，高质量的沟通、交流为我们的工作增添了专业氛围。我们不是"雷达"监控下的"臭鼬工程"，而是嵌入企业中的长期团队，而且我们是实施认真和近距离地观察。其次，我们的沟通、交流服务不是单纯地通知和激发个人，而是我们自己的团队。如何激发，难道不就是当你看到你的项目出现在一个很好的、色泽鲜艳的梅奥诊所的出版物上的时候吗？

从我们在梅奥诊所外所观察到的，创新团队通常情况下高估了组织对他们的了解，而低估了通过提供优良的沟通、交流所带来的回报。

加速，加速，再加速

在最初，我们很快就认识到需要去融合我们的进化论、我们的视野、我们的工作流程，以使我们成功融入梅奥诊所组织内的其他部分，以及凭着感觉所触及的外部。在发展我们的沟通战略和载体的时候，我们开始发现这一融入的另一功用和重要元素：向整个组织和外面的世界传播创新的智慧。

我们的这个"智慧"是什么意思？在这里，我们讨论该如何去做，用什么技术，以及好的创意，是它们使创新得以发生，使创新能够好用。我们也认识到，我们很难针对创新想法有垄断权，这样我们可以很好地服务企业，不仅是通过发展我们自己的创新，而且通过培养团结精神和孵化其他的创新。

作为结果，创新加速器已经成为我们融合战略的"另一半"。在加速器中，我们收集、播散创意和创新工具。我们孵化和资助梅奥诊所创新中心以外组织的项目，但是企业内部的项目是通过 CoDE 项目来进行。我们通过我们的变革论坛领导了医疗健康就诊体验的变革之旅，这使每年的创意和灵感都能有一次大碰撞。同时，我们开发并落地了很多课程、教学单元、学习场所来为企业内的每一个人提供机会，进而提高他们的创新能力。

在复杂企业中，高效率的创新团队不只是生产出伟大的创新。他们也能够领导创新的变革，给伟大的企业以动力和"肌肉记忆"，无论是有意识的还是无意识的，以作为创新过程本身的一部分。

合作，合作，再合作

从最初，我们就知道自己做不了这些。

通常在一个大型且保守的医疗服务提供方组织中，在良好的环境中，进行变革性医疗创新是个挑战，而且如果不接触外界来寻求引导、资源、团队工作、实验方法、原型的"测试床"以及其他形式的合作，进行变革是不可能的。

从第一天开始，我们就与行业的专家 IDEO 和 Doblin 这类公司合作，而且我们与梅奥诊所的决策层建立了重要的联盟。我们也与外界的其他企业合作，像蓝十字保险、明尼苏达州的蓝盾保险、思科、好乐施社区（Good Samaritan Society）、飞利浦，以及塔吉特商场，以上的这些企业也在寻求突破自己的墙体，也在寻求通过创新来变革医疗健康。

重要的是，我们与梅奥诊所的员工合作和共同创建以使他们参与、设计以及特殊的测试。我们从最初就知道，合作带来参与，参与构思过程产生支持，支持最终带来被接纳。如果你在整条道路上打破了链条上的某一环，那将会使你非常非常难以去贯彻执行，即使你最终到达了那里。

我们花费了许多时间和精力来寻找和培育我们的合作伙伴关系，在梅奥诊所的内外两个方面都有。我们寻求双赢的局面，以及建立梅奥诊所创新中心和梅奥的设想之间的伙伴关系，以完成使命，帮助伙伴胜出。我们相信，没有合作的现代创新，特别是在大型复杂的企业中，是会被定义为失败的。

小处着手并迭代

我们在上面讨论过"使海洋沸腾"的愚蠢行为。当采用这种"巨型毛团"作为医疗保健的时候,立即努力做任何事情,去到美国棒球的行话中,为了守卫而挥棒,去努力击中它,把它打到球场外去,这些都很容易。

我们应用了一个不同的方法,特别是在针对复杂的创新时,相对于通过描述、设计和细节化以使创意达到完善,创立一个小的原型更为实用,这样一来大家(和我们,就此而言)便可以在实际中看到它。不像其他许多技术性的产品,一旦我们看到它,我们就得到了比较好的把握。啊哈,以及对患者的影响和从业者的经历而言,我们是可以从那里开始建造的。沟通交流是容易的,与支持者联盟也是容易的,应该使下一步成为什么且形象化也是容易的。

所以,这不是建立一个带有大量的线缆和防弹底层技术的巨大项目,我们寻求的是实验和小范围的原型。

知道并引航你的企业

在一个像我们这样的大型且已发育健全的组织中,特别是在那种为危在旦夕的患者提供复杂产品和服务的企业中,有点官僚作风是不可避免的。

我们不能选择避开官僚作风。如果你避开了它,你就远离了组织的心脏,你就不会对变革带来影响。官僚作风是我们的机构和客户所固有的。官僚作风及其现行流程和流程核查是非常重要的。它有时候看起来像是工作中的某种"10 选 1 综合症",即只要组织中有一个人想升级一个创意,就会有 10 个员工来检查该创意有没有错误。

我们接受它的全部。它就存在于那里,而且它是我们现实中的一部分。我们的宗旨是学习着如何在官僚作风中最好地领航。

首先和最重要的是,我们处理官僚作风是通过尽力使自己不要太官僚作风。我们努力像一个团队一样来共事,相互支持对方,相互都是好朋友，用尽量少的流程核查和表格填写来推动进步。当情形需要我们正式的时候去正式，但是，我们大多数时间是非正式的，而且无论是对外部还是在成员间，我们都会展现出容易一起共事的风格。

为了避免使我们自己变得过于官僚作风，我们寻求从多方面来进行行政管理。就如我们在这里指出的10个推进步骤，我们寻求参与和合作。通过与我们的相关部门一开始的合作，我们避免了来自"组织抗体"的拒绝，那些抗体寻求在他们所不知道事情上找缺点。

我们是通过"通才"来确定以上的方法从而减轻官僚作风。梅奥诊所创新中心的内外部的团队成员都是"通才"，他们的才华使其足以看到"栅栏"外的事情。即使你是项目经理，去支持设计方面的一项任务也是个人的职责。作为团队成员，去支持临床实践的成员也是其个人的职责。当他们看到你在提供支持并与他们合作时，他们也会支持你且与你合作。这是一连串的移情和广泛的统一，能够减轻"不关我事"综合症以及官僚作风的其他危害。我们不横栏官僚作风。我们理解它，而且知道它也有积极的方面。我们发现，我们开发出一个方法，用它可以知道：什么时候是有帮助的？可以用它去引领企业改变的什么？何时它起的积极作用较少？如何去巧妙地避免它？

接下来，我们在不间断沟通上扩大投入的部分原因是为了帮助减少官僚作风的消极影响。我们深信透明度。没有隐藏的事项，所有的事情都是分享的，所有的都是有前瞻性的，但我们不要惊喜。你所看到的就是你会在梅奥诊所的创新中心得到的。

最后，当你承担风险的时候，官僚作风的触角就会趋向成为最长和数量最多，一部分风险是因为人们不理解或不接受。我们喜欢承担风险，同时我们感觉到对前进来讲风险承担是重要的，而且真的是这样的，可以避免官僚作风。但是，我们坚持化这些风险之举为审慎之为，而且我们使它们透明化。"审慎"是我们深入实践并且在梅奥诊所创新中心的组织架构中坚持了医疗领导力的一个原因。透明化，也就是再次回归到沟通、交流上来。

要是我们称我们已经完全避开了官僚作风的消极作用，那会被认为很天真，即使我们只是想一下，就会被贴上"天真"的标签。官僚作风也有其功用。它是我们现金余额的支票，还是我们支票上的现金余额，它经常可以带给我们一些新创意和一些我们从没有想到的事情以反馈，而且它有可能拯救生命。我们所努力去做的事，也即我们感到已成功做到的，就是从极端的否定中获取自由，尽管最大的官僚作风触角在我们没有正确接近它们的时候有可能会缠绕我们。但在这方面，目前我们所做的是成功的。

在你成功之前不要停止

这句话几乎不需要解释。

一个创新组织，如果做的正确，应该会给企业带来能量；自然，作为领导者，你应该带给创新组织以能量，特别是在最初的时候，无论是在最近还是在将来都意味着很多，你会鼓舞成功，虽然它们在最初只是小进步，但后面它们会跟随着你而变得更大。

这些小小进步也将开始逐渐发挥它们的作用，创新的能量成了一个自我实现的预言。你的创新组织将被启动并逐渐动力十足。它在大部分的情况下将自己掌舵并通过对成功的渴望在自己的成功模式中为自己提供能量。你的角色将更多是去为它绘制蓝图，去为成功传道并提供有效的奖励。

当你做成之后，你就会知道你已经做了正确的事情。

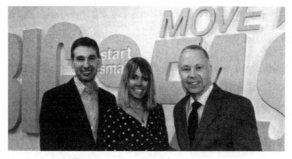

本书的作者：吉安里克·法鲁吉雅，
芭芭拉·斯珀里尔，尼古拉斯·拉鲁索

致　谢

我们要感谢梅奥诊所的患者，他们每天鼓励我们去变革医疗保健服务，我们还要感谢梅奥诊所的工作人员，他们确保我们将患者的需求排在首位。正因为我们创新中心在过去和未来都拥有最棒的工作人员，才使得我们这本书的出版成为可能。我们还应该深深地感激我们的作家彼得·桑德（Peter Sander），他能够把三个高度固执己见的作者放在一起，并神奇地把我们仨的思想展示到了纸上。我们非常感谢麦格劳－希尔公司（McGraw-Hill Education）和我们的编辑玛丽·格伦（Mary Glenn），尤其感谢她在整个成书过程中给予的合作和支持，还要感谢我们的策划编辑简·帕尔米耶里（Jane Palmieri）和她的专业知识。

虽然是我们首先启动和领导了梅奥诊所创新中心（Mayo Clinic Center for Innovation,CFI），并在这本书中记录和描述了创新中心是如何成立，如何发展进化的，以及其所行使的职责功能，但是在我们的努力尝试中，如果没有梅奥诊所的这些同事和其他组织中那些帮助过我们的人，我们是无法写就这本书的。我们要感谢所有这些人，但在这小小的空间内真是不胜枚举。不过，有些特别的人我们需要提出名字来，他们是：

- Ron Amodeo，Alfred Anderson，Kenna Atherton，Marcos Bari，Jo Bernau，Jeff Bolton，Dr. Michael Brennan。

- 梅奥诊所创新中心外部顾问委员会成员（CFI External Advisory Council members）：Tim Brown, the late William Drentell, Jim Hackett, Larry Keeley, Frank Moss, Rebecca Onie, David Pratt, Stan Richards, Terry West。

- 创新会议委员会（Conference Board Council on Innovation），特别是：Randall Ledford, James Lichtenberg, Michelle Proctor。

- 临床实践委员会创新工作组（CPC Innovation Work Group），特别是：Jeff Myer, Brent Phillips, Dr. Rajeev Chaudhry, Matt Dacy, Linda Downie, Donny Dreyer, Dr. Richard Ehman, Scott Eising, Dr. Bruce Evans, Dr. Glenn Forbes, Dr. Mike Harper, Randall Jones, Julie Koch, Kari Koenigs, Jeff Korsmo, Dr. Paul Limburg, Jerry Malagrino, Dr. John Noseworthy, Dr. Kerry Olsen, Dr. SandhyaPruthi, Fran Ripple, Jim Rogers III, Lorna Ross。

- 我们非常思念的同事：Nan Sawyer, Jeff Sigrist, Craig Smoldt, Dr. Douglas Wood, Naomi Woychick, Monica Sveen Ziebell。

谨以此书

献给我的父母——凯瑟琳（Kathryn）和弗兰克（Frank），是他们教育我要争取完美地做好所做的每件事情。献给我的四个孩子：伊丽莎白（Elizabeth）、尼古拉斯（Nicholas）、马修（Matthew）和迈克尔（Michael）；我每一天都从他们那里学习关爱和生活。献给李（Lee）和罗兰（Loren），他们为我的生活带来了新的欢乐和幸福。

献给耶稣会（the Jesuits），它教育了我。也献给梅奥诊所，它为我提供了影响人们生活，并为其带来积极变化的机会。

——尼古拉斯·拉鲁索（Nicholas LaRusso）

献给我的丈夫和最好的朋友，迈克·福克斯（Mike Fox）以及我的儿子们，查理（Charlie）、萨姆（Sam）和杰克·福克斯（Jack Fox），因为鼓励还有爱，而不是让我把自己太当回事；献给我的妹妹劳伦（Lauren）和哥哥格雷格（Greg），以及他们的家人，还有我的父亲和岳母——吉恩（Gene）和克莱尔（Claire），以及我的家人和亲爱的朋友们，感谢你们的鼓励。

献给劳拉·韦斯特朗德（Laura Westlund）和马西娅·麦克马伦（Marcia McMullen），你们为我提供了专业的意见和支持；献给梅奥诊所创新中心，这是我所认识的、真正想改变世界的最有才华和激情的团队；还要献给我亲爱的母亲和父亲——英格尔（Inger）和伯特·斯珀里尔（Burt Spurrier），你们教会了我什么是爱和善良，并让我知道一切皆有可能。

——芭芭拉·斯珀里尔（*Barbara Spurrier*）

献给无限包容和支持我的妻子，杰拉尔丁（Geraldine），以及我们两个出色的儿子——卢卡（Luca）和斯蒂芬（Stefan），是你们让我们成为骄傲的父母；献给我的母亲和已故的父亲，是你们一直鼓励我做更多的事情；还有我的哥哥、姐姐和她的公婆，以及他们的家人，也为你们十分宝贵的支持献上感谢；我还要感谢克里斯蒂·鲁德洛夫（Kristy Zodrow）总是让我保持井井有条；感谢我工作中的大家庭，是你们使我的工作更加有意义、有趣和鼓舞人心。

——吉安里克·法鲁吉雅（*Gianrico Farrugia*）

最新版

"日本经营之圣"稻盛和夫经营学系列

任正非、张瑞敏、孙正义、俞敏洪、陈春花、杨国安　联袂推荐

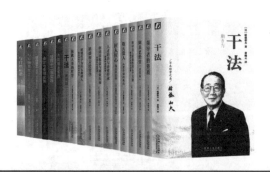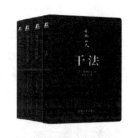

序号	书号	书名	作者
1	978-7-111-63557-4	干法	[日]稻盛和夫
2	978-7-111-59009-5	干法（口袋版）	[日]稻盛和夫
3	978-7-111-59953-1	干法（图解版）	[日]稻盛和夫
4	978-7-111-49824-7	干法（精装）	[日]稻盛和夫
5	978-7-111-47025-0	领导者的资质	[日]稻盛和夫
6	978-7-111-63438-6	领导者的资质（口袋版）	[日]稻盛和夫
7	978-7-111-50219-7	阿米巴经营（实战篇）	[日]森田直行
8	978-7-111-48914-6	调动员工积极性的七个关键	[日]稻盛和夫
9	978-7-111-54638-2	敬天爱人：从零开始的挑战	[日]稻盛和夫
10	978-7-111-54296-4	匠人匠心：愚直的坚持	[日]稻盛和夫 山中伸弥
11	978-7-111-57212-1	稻盛和夫谈经营：创造高收益与商业拓展	[日]稻盛和夫
12	978-7-111-57213-8	稻盛和夫谈经营：人才培养与企业传承	[日]稻盛和夫
13	978-7-111-59093-4	稻盛和夫经营学	[日]稻盛和夫
14	978-7-111-63157-6	稻盛和夫经营学（口袋版）	[日]稻盛和夫
15	978-7-111-59636-3	稻盛和夫哲学精要	[日]稻盛和夫
16	978-7-111-59303-4	稻盛哲学为什么激励人：擅用脑科学，带出好团队	[日]岩崎一郎
17	978-7-111-51021-5	拯救人类的哲学	[日]稻盛和夫 梅原猛
18	978-7-111-64261-9	六项精进实践	[日]村田忠嗣
19	978-7-111-61685-6	经营十二条实践	[日]村田忠嗣
20	978-7-111-67962-2	会计七原则实践	[日]村田忠嗣
21	978-7-111-66654-7	信任员工：用爱经营，构筑信赖的伙伴关系	[日]宫田博文
22	978-7-111-63999-2	与万物共生：低碳社会的发展观	[日]稻盛和夫
23	978-7-111-66076-7	与自然和谐：低碳社会的环境观	[日]稻盛和夫
24	978-7-111-70571-0	稻盛和夫如是说	[日]稻盛和夫
25	978-7-111-71820-8	哲学之刀：稻盛和夫笔下的"新日本 新经营"	[日]稻盛和夫

推荐阅读

读懂未来 10 年前沿趋势

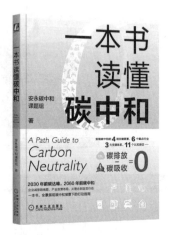

一本书读懂碳中和
安永碳中和课题组 著
ISBN：978-7-111-68834-1

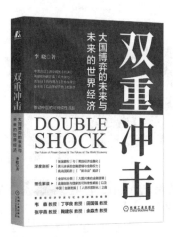

双重冲击：大国博弈的未来与未来的世界经济
李晓 著
ISBN：978-7-111-70154-5

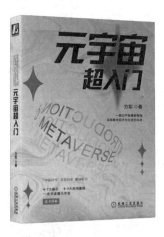

元宇宙超入门
方军 著
ISBN：978-7-111-70137-8

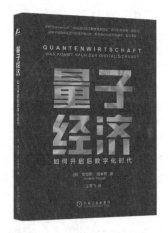

量子经济：如何开启后数字化时代
安德斯·因赛特 著
ISBN：978-7-111-66531-1